La amarga verdad del dulce sabor

La amarga verdad del dulce sabor

Edith Sosa

Número de Control de la Biblioteca del Congreso de EE. UU.: 2018905025
ISBN: Tapa Dura 978-1-5065-2373-6
Tapa Blanda 978-1-5065-2374-3
Libro Electrónico 978-1-5065-2375-0

La información, ideas y sugerencias en este libro no pretenden reemplazar ningún consejo médico profesional. Antes de seguir las sugerencias contenidas en este libro, usted debe consultar a su médico personal. Ni el autor ni el editor de la obra se hacen responsables por cualquier pérdida o daño que supuestamente se deriven como consecuencia del uso o aplicación de cualquier información o sugerencia contenidas en este libro.

Información de la imprenta disponible en la última página.

Fecha de revisión: 28/02/2019

Supervisión de texto: Lucy Camacho Bueno.

Para realizar pedidos de este libro, contacte con:
Palibrio
1663 Liberty Drive
Suite 200
Bloomington, IN 47403
Gratis desde EE. UU. al 877.407.5847
Gratis desde México al 01.800.288.2243
Gratis desde España al 900.866.949
Desde otro país al +1.812.671.9757
Fax: 01.812.355.1576
ventas@palibrio.com
697872

Contents

Dedicatoria vii

Parte I La verdadera salud comienza en nosotros 1
Parte II Descubriendo la Verdad 17
Parte III Adicción: ¿Sabes si eres adicto? 52
Parte IV Nuestros Niños víctimas de la Industria 72
Parte V El Azúcar la villana enmascarada. 85
Parte VI No es importante lo que comes sino lo que dejas de comer. 119
Parte VII No viviremos para siempre pero mientras vivamos podemos vivir bien 141
Parte VIII Cambiando tu mente 155
Parte IX Historias de éxito 181
Parte X En el mundo de los dulces que tienes que saber 189
Parte XI Impacto en el Mundo 210
Parte XII Tu Salud está en tu Cocina 221

Referencias 263
Acerca de la Autora 277

Dedicatoria

Este libro es dedicado a todos los pacientes del mundo, en especial a los niños que sufren las consecuencias del sabor adictivo del azúcar y las enfermedades que esta causa. Yo dedico este libro a mis pacientes quienes comparten conmigo sus angustias y dudas así como sus sueños de alcanzar una vida plena. Así también lo dedico a todo aquel que quiera tomar las riendas de su salud y de la salud de su familia aprendiendo a utilizar las propiedades químicas curativas que se encuentran en frutas y vegetales a beneficio de su cuerpo.

> *"Y dijo Dios: He aquí que os he dado toda planta que da semilla, que está sobre toda la tierra, y todo árbol en que hay fruto y que da semilla; os serán para comer."*
> Génesis 1:29-31 RVR1960

Un agradecimiento por encima de todo a Dios. A mi hija Daniela quien me incentivó a escribir este libro.

A mis padres, hermanos, mi familia y amigos.

"El médico del futuro no recetará medicinas, en vez educará a sus pacientes en el cuidado del cuerpo, de una nutrición apropiada y en la prevención de enfermedades."

Thomas A. Edison

PARTE I

La verdadera salud comienza en nosotros

Una Preocupación

Al llegar a los Estados Unidos y pasear en los parques bien frecuentados en Orlando una realidad diferente a la que conocía. A mi alrededor caminaban personas que además de ser altas estaban muy subidas de peso. Parecía que esta realidad no estaba solo en lugares públicos. Me di cuenta que vecinos y amigos próximos, comentaban que al llegar a los Estados Unidos parecían haber engordado y no sabían qué era lo que estaba sucediendo. Luego al ver las noticias vi que México y otros países de América Latina mostraban un grande aumento de obesidad. Luego de ser cardióloga en Brasil, aquí en los Estados Unidos me interesé en la alimentación y descubrir qué era lo que estaba causando este incremento de obesidad. Vi que esta realidad se extendía a las escuelas. Un día en la escuela de Daniela decidí observar el menú durante una semana, pude ver que leche con chocolate y jugos de frutas en caja eran algo que se consumia abundantemente y día a día. Los niños obesos tomaban no una cajita sino dos o tres, las pizzas y burritos también estaban ahí, así como los perros calientes. La fruta ocupaba un menor espacio en el menú y lo más triste fue que al acabar el horario de refrigerio, muchos niños que habían cogido manzanas que era la fruta de la mayoría de los días, las echaban al basurero enteras. En Estados Unidos algunas escuelas y escuelas subvencionadas, el servicio de cumplir horas para los padres es obligatorio. Durante esta experiencia pude ver muchos niños cansados y con problemas alérgicos, algunos somnolientos y con baja energía. Como mamá y médico quede realmente espantada. Pasaron muchas cosas en mi cabeza al observar esto. Una de ellas, era descubrir que las autoridades educativas no tenían mayor preocupación por lo que se reparte en la escuela y la segunda fue como hacer para que mi hija pueda tener una vida saludable considerando que todos sus amigos comen en la escuela lo que les es distribuido. Al comienzo traté de enviarle comida a la escuela. Por mucho tiempo ella sufría de "bullying", los niños se burlaban de los brócolis y de otros vegetales que ella llevaba y que ellos mismos ni conocían, por lo que ella volvía triste a casa. Comencé a ser más flexible para evitarle este acoso, pensé que lo más importante para mi hija -que llegó a Estados Unidos sin hablar el ingles o español, era tener amigos, así que algunos días, ella comía lo de la escuela y luego en casa reforzaba su alimentación. Siempre la orienté a evitar las gaseosas y los jugos de caja, gracias a Dios, el agua fue siempre su mejor aliado. Me preguntaba qué era lo que las grandes instituciones dicen respecto al aumento de la obesidad, instituciones como la del Departamento de Agricultura (USDA) o el Instituto Nacional de Salud (NIH) mencionan que la obesidad era producto de un desbalance de calorías, las personas están comiendo más calorías de las que deberían y haciendo poco ejercicio. Me pregunté hasta qué punto sería eso verdad? Comencé a pasearme por los supermercados y a observar los productos. No tenía conocimientos de nutrición y les tengo que revelar que en la escuela de medicina no nos enseñan absolutamente nada en nutrición, asi que por bienestar mío y de mi familia, me comencé a preocupar en saber lo que llevaba para comer en casa. Yo no quería ser gorda ni mucho menos sentirme cansada, con piernas hinchadas y dificultad para respirar. Mi papá siempre fue subido en el peso y sufría de muchas alergias y siempre se cansaba; mi tia falleció de obesidad mórbida, era tan pesada que para levantarla de la cama cuando falleció hizo falta más de una persona. Desde chica siempre me cuidé, más que por estética para mí significaba salud. Me acuerdo cuando corría dentro del cuarto, un cuarto pequeño, daba vueltas en círculo, claro acababa mareada, pero no me importaba, lo que quería era sudar. A veces hacia mis dietas, claro de adolescente no era entendida en nada, así que no vale la pena ni darlas a conocer. No importa que tendría que hacer pero las caderas que me aumentaban por los cambios hormonales las tendría que controlar. Así continué por muchos años, en la facultad de medicina me mantuve muy activa, el ejercicio me ayudaba a eliminar el estres del día a día y a sentirme más liviana y además me quitaba la culpa de mis deseos por el dulce. Esta era mi debilidad, si conocen a alguien que preparaba tortas de chocolate, arroz dulce, bizcochos alfajores de maicena que me quedaban muy ricos y todo lo que se pueden imaginar de dulce, esa era yo. No me perdía ni una receta de Teresa Ocampo que tenía un programa de televisión que veía en Perú. Si bien es cierto vendía mucho para mis vecinos y tíos, tambien comia mucho. Siempre andaba con un chocolate en el bolso y tambien me encantaba la gaseosa, pero mis papis compraban estas bebidas junto con el pollo a la brasa con papas fritas en la época era un lujo para nosotros, así que no eran muchas veces que teníamos estas bebidas. Bueno esa era yo, adicta al dulce y no pensaba que lo era. Pensaba que esto era normal, pero si notaba que mi ansiedad aumentaba cada día sino tenía un dulce para comer y así mismo mi energía caía cuando no lo comía. Mi afinidad con el dulce tenía una explicación, defini mi problema años después cuando entre en la facultad. Además de ser adicta, el dulce era una forma de encontrar la felicidad momentánea, me daba el placer de sentir que mis emociones estaban bajo control. El dulce fue mi escape a la realidad, estando en la facultad de medicina pude entender que no se trataba solamente de algo emocional, esta adicción estaba más relacionado con un mecanismo bioquímico dentro de mi cuerpo. Descubrí que no se trataba simplemente de ser una comedora emocional.

Volviendo al tiempo actual, me encontré con una preocupación y me preguntaba que podría estar causando el aumento del sobrepeso y obesidad, como una ex adicta al azúcar y comedora emocional, pensé que esta villana que me acompañó durante algunos años estaría de vuelta amenazando mi bienestar y el de mi familia, solo que de forma escondida. Así que me comencé a preocupar por lo que comía, compraba y llevaba para casa, claro al comienzo, nada tenía sentido, porque no sabía nada. Luego comencé a trabajar con una colega con amplio conocimiento en nutrición y comencé a capacitarme en este campo, hice numerosos cursos, investigación y de pronto ya tenía un curriculum completo. Comencé a tener pacientes, mis conocimientos aumentaron y mi preocupación en lugar de mejorar, empeoró. Me di cuenta que yo como consumidora no tiene opinión y estaba siendo engañada. Las asociaciones de medicina y sus directrices con relación a nutrición dejan mucho que desear.

Mi descontento aumentó cuando vi que las industrias de alimentos nos engañan también y ni qué decir de la industria de fármacos. Me topé con la realidad que el productor vale oro y el consumidor ni un quinto. No valemos nada, nuestra salud no vale nada frente a la avaricia de estas industrias. Por eso es mi interés que comprendan algo: nuestra salud no termina en nosotros, comienza en nosotros. Nosotros somos importantes, pagamos impuestos y no es necesario que tengas mis conocimientos médicos para entender lo que llevas a tu casa o para aprender a cuidarte. Lo que necesitas es el interés que tengas por hacerlo.

Estamos viviendo un combate y es el combate de la industria alimentaria que nos bombardea con azúcares todo el tiempo. En todos los productos puedes ver altas concentraciones, por eso tu puedes posicionarte y aunque nuestra voz no sea escuchada, el dejar de comprar ciertos productos con alto contenido de azúcar o ingredientes hasta nocivos, ya les significaran millones de pérdidas, eso estará colocándoles la soga en el cuello para exigirles que produzcan productos con valor nutritivo y menos nocivos para nuestra salud y la de nuestra familia. Son doce empresas que controlan casi toda la industria de alimentos y el foco principal son tus niños.

En 2004 fue publicado un libro llamado "Food Fight" por Kelly Brownell de la Universidad de Yale, en este libro se habla acerca de la obesidad y el ambiente tóxico en que nosotros vivimos y cómo influye en nuestros comportamientos. Este libro es muy interesante porque explica justamente el mensaje que les quiero enviar: vivimos en un ambiente tóxico, creado especialmente para ser más enfermos y precisar de más remedios. Por eso no es de sorprender que tengas un remedio para cada enfermedad y que te los prescriban para el resto de tu vida. Yo ya cometí ese error en el pasado y cuanto me arrepiento, créanme. Yo no conocía este mundo del vivir mejor basado en la alimentación y cambios en el estilo de vida, pido perdón de como yo condenaba mis pacientes con frases como "este medicamento es de por vida". Dios en su infinita bondad me mostró cuan equivocada estaba y ahora este conocimiento es un complemento a mi práctica médica. También me arrepiento de seguir las orientaciones de nutrición descritas en los guidelines de algunas asociaciones, cuantas mentiras en lo que se refiere a nutrición, recomendaciones como: Use el aceite de canola, use margarina en lugar de mantequilla o promover el consumo de carne como vemos en las recetas de alimentación que esta asociación muestra en sus páginas web para pacientes por ejemplo con diabetes o enfermedades cardiovasculares. En la época de mis primeros años ejerciendo la medicina, me conformaba con lo que estudiaba de los guidelines, libros de medicina y revistas todas de medicina alopática convencional y aunque tenía en el fondo un sentir de que no solo todo podía girar alrededor de la industria farmacéutica y que faltaba algo más, no iba atrás para conocer más. Entrenada a respetar los lineamientos nunca fui a ver este otro universo de la buena alimentación y las grandes propiedades curativas encontradas en las plantas, frutas y vegetales. Me olvidé de contarles que escuchaba a veces de algunos docentes: "*ustedes tienen que aprender a tratar con fármacos, el resto son hierbas y como nosotros no somos brujos o chamanes no tiene que interesarnos*". Es una pena haber desacreditado en esta medicina natural que nos ofrece más beneficios y que asociada a la medicina convencional, buena alimentación y pequeños cambios en el estilo de vida sería un arma letal para cualquier enfermedad.

Frente a esta realidad e identificando a nuestra villana- porque como en toda historia, siempre hay un villano-, nos enfrentamos a la triste realidad: no solo es obesidad sino también el gran aumento de enfermedades metabólicas e inmunológicas causadas por esta villana lo que debe preocuparnos.

Miren lo profundo del asunto, cada vez aparecen más productos nuevos con nombres diferentes y desconocidos, llegan así todos los días para nosotros informaciones de productos nuevos con varios sellos de calidad adulteradas, somos bombardeados de publicidad por los diferentes medios de comunicación, víctimas de un mercado competitivo por vender más frente a un consumidor que por falta de conocimiento y porque le resulta cómodo creer en lo que los otros nos dicen, creer en un anuncio que resulta interesante o quizás porque somos influenciados por una presentación de colores llamativos con varios sellos de organizaciones o denominaciones, pensamos que lo que estamos comprando es sano. Preferimos dejar ese trabajo a órganos especializados que verifiquen todo por nosotros y no deseamos saber al respecto o simplemente pensamos que no tenemos esa capacidad. No se exactamente cual es tu punto de vista, pero yo entiendo esta fase perfectamente, somos el producto de circunstancias y eventos que empiezan desde antes de nacer y con cargas generacionales que vienen con nosotros que en algunos casos son modificables y en otros tenemos que aprender a convivir con ellas de la mejor forma. Nací en un hogar disfuncional, crecí sintiéndome culpable, carente e inferior. Era siempre la mejor alumna, ocupaba los primeros lugares, pero parecía que no era notada en casa. Obtuve conocimiento en la facultad y comencé a entender que el dulce me provocaba placer, claro aumentaba mi dopamina y tenia una extraña sensación de bienestar, pero lo malo que esta sensación luego pasaba y me sentía igual que siempre y quería mas. Sin darme cuenta en la época el dulce me proporcionaba algo que no me daba felicidad pero que me causaba bienestar en el momento inmediato. El tiempo pasó y mis preguntas consiguieron respuestas y con estas logre resolver mi problema. Pero qué sucede cuando uno no se identifica como enfermo, se cree sano y por consecuencia no busca ayuda. Al confrontar esta realidad con la mía me di perfectamente cuenta al ver estos niños sentados en el salón del lanche, que cada uno de ellos tiene una historia, una familia, una vida. Nunca sabré qué es lo que pasa por la mente de cada uno, que es lo que sufren, de que carecen. Todos aparentemente con una sonrisa dibujada de pronto esconden algo en su interior que solo ellos mismos conocen. En una sociedad como la actual en la que los padres viven más fuera de sus casas y los niños son criados por familiares, vecinos o nanas, donde es mejor que el niño tenga más actividades recreacionales que pasar tiempo con sus padres porque es más confortable para ellos que llegan cansados de sus arduas jornadas de trabajo, donde la internet y los juegos electrónicos han robado la infancia de estos niños, aislados, recluidos, llenos de dispositivos de última generación pero con una falta tan grande de amor; de pronto comencé a verme reflejada en ellos y entendí el grande vazio que trataba de ser llenado con la comida y específicamente con el dulce en todas sus presentaciones azúcares productos procesados, bebidas y harinas refinadas. El dulce por acción directa con el cerebro tiene la capacidad de dar una sensación de felicidad por medio de la liberación de la hormona dopamina, sin embargo esta felicidad es momentánea, sentimiento falso de llenar el vacío pero el vacío continúa en el interior, en la mente y lo que es peor sin saber se convierten en adictos y muchos de los padres contribuyen a esto, prefiero pensar que es por falta de conocimiento y solo logran tomar alguna actitud cuando ven que sus hijos están con algún desorden alimentar muy serio. Creanme son frecuentes las llamadas de padres desesperados por sus hijos y es lógico ellos son nuestra herencia, nuestro mayor tesoro aquí en la tierra, pero es justo que tomemos una actitud solo cuando vemos que nuestro niño está enfermo y precisa de ayuda o lo más sensato sería buscar la verdad antes de que ellos o nosotros seamos un número estadístico. La buena noticia es que este libro "La Amarga Verdad del Dulce Sabor" te mostrará numerosos conceptos y estrategias que he aprendido a lo largo de estos más de quince años en el campo de la salud para poder ayudarte a cuidar de tu salud y de la salud de tus hijos. Ahora es tiempo de tomar acción, sin tomar un cambio de actitud y participación activa en generar un cambio en tu vida y la de tu familia, los conocimientos quedarán en el libro y de eso no se trata, se trata que aprendas, lo proceses en tu mente y tomes una actitud de cambio que salga de tu corazón directamente, porque todos podemos lograr la versión más feliz, más saludable y más radiante de nosotros mismos siempre. Dios nos restaura y otorga al hombre la capacidad para se reconstruir, no importa que es lo que hallas pasado o estés pasando, no busques el culpable; apenas pregúntate cómo lo puedes arreglar. Piensa en lo afortunado que eres de tener información que quizás tus padres o abuelos no tenían. Si bien es cierto, creo que a ellos no les hacía mucha falta. Comienza tu jornada retirando pensamientos negativos como: "Yo no tengo disciplina", "La vida es corta para privarse de algo", "Yo no soy inteligente lo suficiente", "Yo no conozco nada de esto", "Yo no soy capaz", "Yo no tengo buenos genes", "Es tan complicado y confuso"; para cada una de estas frases encuentro una motivación. La primera "Yo no tengo disciplina" creo que todos los días cumples una rutina, te levantas, lavas el rostro y te cepillas los dientes, si lo haces así estás siguiendo una disciplina. 'La vida es corta para privarse de algo" entonces, estás decidido a ¿vivir menos de lo que te corresponde? o ¿quieres vivir lo que te queda enfermo y en un hospital?. "Yo no soy inteligente lo suficiente? según la literatura todos nacemos con la misma estructura cerebral y la misma capacidad cognitiva que si bien es verdad depende de cada uno ejercitar su cerebro. Te convido a que escribas en tu libro y resaltes lo más importante, puedes transcribir lo que te impacto en pequeños pedazos de papel y colocarlos en la refrigeradora, en el balcón de la cocina o en el muro donde anotas tus cuentas, donde te sea fácil visualizar, la visualización es parte del proceso de aprendizaje. "Yo no conozco nada de esto", estoy aquí y mi libro para que conozcas todo lo que precisas saber, el contenido es fácil de digerir y juntos lo lograremos. "Yo no tengo buenos genes" haz escuchado hablar sobre epigenética, nuestro cuerpo es tremendamente afectado por nuestro ambiente, especialmente nuestro ambiente interno, esto incluye nuestra comida, aire y agua. Comiendo pobremente construyes una casa de materiales inferiores con cimientos débiles que se caera facilmente frente a cualquier tempestad, igual influencian tus emociones y relaciones. Esto implica que tu tienes el control sobre tu destino físico y mental. De tal manera que cuando controlas tu ambiente, tu fenotipo pasará a ser más importante que tu genotipo, este pasara a segundo plano. Esto significa que serás capaz de tener una completa expresión de genes saludables. "Es complicado y confuso" todo absolutamente todo que asumamos como tal, lo será si así lo crees, no hay nada que el hombre no pueda aprender, lo más importante es que en esta jornada no estas solo, yo estaré a través de estas páginas y si puedes encontrar un amigo o amiga que quiera también tomar acción en el cuidado de su salud y la de sus niños, bienvenido sea. Cualquier tarea siempre es mejor cuando la realizan dos, dos amigos (as), dos familias. No te quedes sin conocer la verdad o pienses que lo conoces todo, porque no es así. Estamos en el tiempo de la desinformación aunque haya tanta información en la internet. El problema es que lo que es saludable hoy, mañana no lo es, lo que es permitido hoy mañana no lo será, y esto ¿es una casualidad? no querido lector, están jugando con nuestras mentes quieren que estemos tan confundidos que desistamos de querer saber la verdad. Es una estrategia de mercado para que sigas lo que al final colocan en publicidades coloridas y anuncios de televisión con tu artista favorito. Uno de los versículos de la palabra de DIOS que más me cautiva está en *Juan 8:32: Y conoceréis la verdad, y la verdad los hará libres.* He aplicado este principio como un requisito indispensable para mi crecimiento profesional y personal. Y de eso se trata este libro de conocer la verdad, porque el primer paso de la ignorancia es presumir que sabemos todo, seamos así en todo ignorantes y motivemos nuestro yo interior a siempre saber y conocer más de todo.

Este libro surge para mí como respuesta a la preocupación de millones de niños alrededor del mundo que sufren de sobrepeso y obesidad y las complicaciones que estas generan. En la época donde infelizmente nos enfrentamos con la realidad de cuerpos debilitados, desvitalizados y con la mala alimentación que seguimos nos hemos permitido ser víctimas de varias enfermedades. Mas Dios quiere abrir nuestros ojos al final de los tiempos, para cuidar mejor de nuestro cuerpo. Mis queridos lectores estamos siendo la generación del cáncer, de mayor incidencia de obesidad, de enfermedades raras, llamadas también de idiopáticas, llamadas así por no tener causa específica, de disfunciones glandulares, hipotiroidismo o hipertiroidismo, diabetes, fatiga adrenal, síndrome metabólico y enfermedades cardiovasculares. Hemos sido envenenados y contaminados con agrotóxicos, químicos, productos genéticamente modificados, preservantes y no sabemos más que... Somos la generación que come todo, sin querer saber cuánto nos podría afectar. La industria ha colaborado de grande manera sobre este aumento de cuerpos enfermos, con los azúcares escondidos en todos sus productos. Creando hábitos viciantes y cuadros de ansiedad y gula. *"Todas las cosas me son lícitas, mas no todas convienen; todas las cosas me son lícitas, mas yo no me dejaré dominar de ninguna", Corintios 6:12.*

Cada uno de nosotros somos únicos para Dios, nuestras células son diferentes de las otras personas, cada detalle en nosotros fue pensado, desde antes mismos de ser concebidos en el vientre de nuestra madre, ÉL ya nos creó diferentes y desde entonces ya éramos y somos amados, cada uno constituye su grande obra maestra, entonces porqué no cuidar del único cuerpo que ÉL nos dio si bien es cierto este cuerpo es temporal tenemos que cuidarlo, recuerda que así como cuidas de tu cuerpo tienes que cuidar de tu alma, porque esta sí es eterna.

No podía dar continuidad a este libro sin compartir este concepto denominado "Bio individualidad", ahora sí puedo decirte que durante la lectura de estas páginas podrás adquirir conocimiento del azúcar y cómo esta influencia negativamente en tu salud, como este enemigo moderno ha resultado el agente más inflamatorio del cuerpo causando miles de muertes alrededor del mundo, muerte hoy por hoy denominada "la muerte negra" podrás identificar también si eres un adicto o tienes alguna conducta viciante al azúcar, obtendrás estrategias para poder combatir tu adicción y cómo mejorar tu salud con la alimentación y adquiriendo un nuevo estilo de vida, y si es que ya tienes alguna enfermedad secundaria al abuso de esta droga del siglo XXI podrás aprender a utilizar los componentes químicos encontrados en frutas y vegetales y utilizarlos a tu favor, así mismo irás a conocer que podrías comer si tienes diabetes o diabesidad (concepto para definir la combinación de obesidad y diabetes) dependiendo del índice y carga glicémica, al final del libro encontrarás docenas de recetas seleccionadas para desintoxicar tu cuerpo y disminuir su inflamación y conocerás también sobre estos azúcares escondidos y cómo reconocer estos en los ingredientes de tus productos y sobre la verdad escondida detrás de los edulcorantes vendidos como saludables y muchas veces recomendados por representantes del área de salud así podrás comenzar tu jornada, partiendo del principio básico de cura a través de tu comida.

Querido amigo, es mi deseo que este libro sea una herramienta más en tu sanación. Y es el deseo de Dios, como buen padre que es, también; *"Amado, yo deseo que tú seas prosperado en todas las cosas, y que tengas salud, así como prospera tu alma" 3 Juan 1:2.*

Descubriendo quienes somos

Cada vez más personas están tomando conocimiento de que la salud tanto física y espiritual está en nuestras manos, bajo nuestro control. Requerimos alcanzar un nuevo nivel de entendimiento, comprender que nosotros no seremos más un número estadístico de incidencia y prevalencia de enfermedad y si somos la obra maestra de nuestro creador. Tenemos que entender que somos una unidad de cuerpo, alma y espíritu. Y nuestra salud física y emocional va depender del balance que alcancemos en estas tres áreas, comenzaré a decir que no hay forma que te ames a ti mismo sino tienes el amor de Dios sobre ti, así mismo que no puedes decir que te amas si agredes tu cuerpo con algo que sabes que es tóxico y que lo contamina o si permaneces en ambientes tóxicos con agresores constantes de tu psique, si dejas que el estrés o sentimientos negativos de fracaso y frustraciones inunden tu ser y te transformen en una persona que reclama de todo o tal vez que te lleven a contiendas contigo mismo y con los demás. Mi pregunta es: ¿Quién tú has sido y quien tú eres? ¿Eres de las personas que reclama de todo o todo le parece mal? Eres de las personas que prefiere comer cualquier cosa porque igual te vas a morir algún día de algo? Las preguntas son varias que me vienen a la cabeza, podría citar varias preguntas similares. Así, tu primer desafío es que comiences a hacer lo contrario; *"Dad gracias en todo, porque esta es la voluntad de Dios, para con vosotros en Cristo Jesús". 1 Tesalonicenses 5:18.* Mi próxima pregunta sería ¿Qué muros estas levantando en tu vida? sabías que las palabras que lanzas sobre tu vida o sobre los otros tienen poder para transformarse en una realidad. Yo no lo sabía lo aprendí, estas palabras pueden ser de bendición o de maldición. Son los llamados votos secretos. Por ejemplo: Yo no puedo vivir sin dulce", esta palabra lanzada tiene más poder de lo que te imaginas, puede crear y tornarse tu motivo de vivir. Y realmente convertirte en un vicioso convertirte en un vicioso del azúcar, como sucedió conmigo. Siempre con un chocolate en el bolso y era esa frase que utilizaba, sin saber la connotación que alcanzaría. Con todos los conceptos académicos no estaba interesada en saber de este mundo de nutrición y si en los nuevos medicamentos lanzados al mercado o los mejores artículos clínicos con nuevos procedimientos de diagnósticos, increíble cómo estaba perdida cuando ejercía solamente como médica Así viene a mi mente un versículo. *"Mi pueblo es destruido por falta de conocimiento" Oseas 4:6.* Descubrí así que el cuerpo tiene una increíble capacidad de auto curación. Y por causa de nuestra ignorancia, pérdida de auto disciplina o control, por permitir todo, porque la adicción y el comer sin saber es conveniente, entramos en un camino de auto destrucción.

"Entrad por la puerta estrecha, porque ancha es la puerta, y espacioso el camino que lleva a la perdición, y muchos son los que

entran por ella; Porque estrecha es la puerta, y angosto el camino que lleva a la vida y pocos son los que la hallan." Mateos 7:13-14

¿En que estás depositando tu confianza? Porque confiamos más en los medios, los comerciales, en el hombre, en lo que tenemos, más que en Dios. Por todo esto hemos sido víctimas de vacunas, invasión de remedios que nos autodestruye, bebidas carbonatadas, procesadas y con azúcares en altas concentraciones, comidas adictivas, alcohol, tabaco, drogas y demás. Nuestra confianza está depositada en cosas perecibles, pasajeras, cambiantes, hemos estado equivocados de creer que tenemos el control, así tenemos que comenzar a cambiar nuestra actitud, actuar y depositar nuestra confianza totalmente en DIOS y ÉL nos ayudará a conseguir nuestra conquista. *"Puesto los ojos en Jesús, el autor y consumador de la fe, quien por el gozo puesto delante de Él sufrió la cruz, menospreciando la vergüenza, y se sienta a la diestra del trono de Dios." Hebreos 12:2*

Inicia un plano, comienza a responderte estas preguntas: ¿Cómo está tu cuerpo y tu mente? ¿Quién eres? ¿Has levantado algún muro consciente o inconsciente, alguna fortaleza en tu mente que te impide lograr tus objetivos en cuanto a tu salud y bienestar?, ¿en que estás depositando tu confianza? Si después de la lectura de este capítulo surgen más preguntas en tu mente que te puedan ayudar en tu proceso de transformación y cambio, escríbelas en tu diario y escribe las respuestas al lado, analízalas y comienza a formular actitudes que podrías realizar para producir cambios y poder mejorar tu salud y conseguir tu bienestar a cada día. Dios conoce nuestras debilidades e imperfecciones y sonda nuestros corazones todos los días, Él sabe que por nosotros mismos no conseguimos nada, pero cuando acudimos a ÉL todo es posible, nos tornamos fuertes y nuestras imperfecciones a través de ÉL desaparecen. Y me ha dicho: *"Bástate mi gracia, porque mi poder se perfecciona en la debilidad". Por tanto, de buena gana me gloriaré más bien en mis debilidades, para que habite en mí el poder de Cristo. 2 Corintios 12:9*

Es mi deseo que escudriñando estas páginas puedas encontrar tu identidad en Dios y lo mucho que ÉL espera de ti, que adquieras un estilo de vida saludable para cumplir así las promesas que ÉL tiene para ti y tu familia, que te garantizo que son mejores y mayores de las que tú te puedes imaginar, te animo así para que entregues para ÉL todas tus debilidades y así cuidar de lo que ÉL te dio, tu cuerpo que debe ser cuidado como el templo que es para Dios. Dios nos exhorta: *"O ignoráis que vuestro cuerpo es templo del Espíritu Santo, el cual está en vosotros, el cual tenéis de DIOS, ¿y que no sois vuestros? 1 Corintios 6:19* Espero que con esta lectura des inicio al proceso de cura en tu vida y que logres así bienestar en todos los aspectos físicos, emocional y espiritual. *"Amado, ruego que seas prosperado en todo así como prospera tu alma, y que tengas buena salud" 3 Juan 1: 2*

Parte II

Descubriendo la Verdad

El Proceso de Intoxicación de nuestro cuerpo

Existen más de 12,000 enfermedades diversas, estudiadas y etiquetadas por los investigadores, nuestros órganos son todos interconectados por vasos y nervios, existe una serie de conductos, canales y sistemas eléctricos que funcionan perfectamente, hasta que nosotros comenzamos a tomar parte de ellos y nos alejamos del cuidado de Dios, así los contaminamos, obstruimos, los inflamamos, los cortamos, los destruimos. Así es que comenzamos por un proceso de contaminación progresiva, químicos, pesticidas, fertilizantes, radiación, metales pesados, toxinas ambientales, estamos siendo constantemente agredidos y bombardeados. Actualmente una de las toxinas a la que estamos en constante contacto y no la identificamos como tal es el azúcar, estamos consumiendo más azúcar de la que nuestro cuerpo tolera. El promedio de ciudadanos americanos consume 82 gramos de azúcar en un día, esto representa tres veces más que lo que estipula la OMS "Organización Mundial de la Salud", siendo que las mujeres consumen más del doble. Si extrapolamos estos datos, el consumo diario sobre el curso de un año, es más que 66 libras de azúcares añadidos por cada persona en la nación. Estos números en Estados Unidos son muy idénticos o próximos a esos de países en desarrollo. Actualmente 2 de 3 americanos tienen sobrepeso y obesidad y créanme que esto tiene una explicación histórica interesante. En 1990 ningún estado tenía un porcentaje mayor que 15% de obesidad o sobrepeso, en 2010, treinta y seis estados tuvieron más del 35% de problemas con peso, conforme el Centro de control y prevención de enfermedades (CDC). Nuestros niños consumen 28 por ciento más azúcar que ellos consumían a dieciséis años atrás y nosotros adultos consumimos mucho más azúcar que en el pasado, la comida procesada adiciona 140 a 150 libras de azúcar por persona a nuestras dietas cada año (63.5 a 68 kilos). Además, otro 18% de nuestras calorías vienen de harina blanca o refinada (la cual actúa como si fuese azúcar), además de esto aparece como ingrediente en varios productos el "Jarabe de azúcar de maíz alto en fructosa" llamado también "Jarabe de maíz", "Fructosa" ingrediente que puede incrementar tu insulina en 3 veces más de lo que lo haría cualquier otro alimento, provocando un exceso de insulina en el cuerpo, cuyo consumo ha aumentado en 250 por ciento en los pasados 15 años, factor causal directo de muchas enfermedades inflamatorias y degenerativas. Así como este ingrediente, otros azúcares escondidos han sido introducidos como ingredientes inofensivos. Conforme a la Asociación Americana de Cardiología, el monto de azúcar añadida no debería ser más que 9 cucharaditas de té para el hombre, 6 cucharaditas para la mujer y 3 a 8 cucharaditas de té para el niño, por día. Siendo que el promedio de americanos consume 22 cucharaditas de azúcar por día y los niños 32 cucharaditas por día. El problema es más serio cuando el exceso de azúcar crea ciertos síntomas adictivos, condicionando estado de ansiedad los famosos "cravings". Obviamente al ser adictivo un producto, representa una mayor venta, el consumo continuo y a largo plazo de altas concentraciones de azúcar, genera inicialmente una descarga alta de insulina como les comente (hormona producida por la glándula que se llama páncreas) que luego después de mantenerse elevada por largos períodos de tiempo da lugar a una resistencia de las células del cuerpo a la insulina, creando así tolerancia a esta, lo cual se constata en los records clínicos y laboratoriales de los pacientes que sufren de trastornos con el peso, estas personas se caracterizan por una obesidad más central, el abdomen grande, en el caso de los hombres y la esparcida a los lados y abdominal en el caso de las mujeres. Otra característica es que se transforman en productores constantes de grasa, transforman todo lo que comen en grasa en lugar de producir energía, energía que es necesaria pensar, ejercitar, etcetera. Esto ocasiona que estas personas se encuentren casi siempre cansadas, somnolientas, con pocas ganas de realizar alguna actividad, este proceso en forma continua lleva a un agotamiento de esta glándula llamada páncreas, pudiendo causar en secuencia una pre diabetes y luego una diabetes o configurar un síndrome metabólico cuando tenemos dos de las siguientes entidades; hipertensión arterial, bajo colesterol bueno o HDL, perímetro abdominal mayor que 40 pulgadas en el hombre y mayor que 35 pulgadas en la mujer, elevados triglicéridos y alta glucosa, algunos autores consideran también Ovario poliquistico.

Cuando tenemos este diagnóstico la situación es más grave aún, por su relación directa con eventos cardiovasculares; en 75% de los casos se desencadena en infarto del miocardio y accidentes cerebro vasculares. Todos los eventos anteriores antes de llegar a este fin pueden ser revertidos y tú puedes curarte, pero déjame decirte que cuando ya llegas a la etapa final con el desenlace de estos últimos, podremos estabilizar y prevenir nuevos eventos, pero corres el riesgo que las células muertas tanto del corazón como cerebrales, no vuelvan a la vida otra vez, y este es el peligro. Por la pérdida de tejido que muere por causa de la inflamación, obstrucción y falta de oxigenación, estos órganos ya no pueden cumplir su función como antes, cuando estaban completos.

Este libro expone de manera simple cómo evitar esta secuencia de fatalidades, a través de un incremento de comida viva y real vs comida artificial. Con un control del índice glicémico de tu alimentación, inicio de una rutina de ejercicios, así como uso de algunos suplementos naturales, tú podrías no solo mejorar el pronóstico sino revertir veredictos y diagnósticos de tus médicos.

"El ladrón no viene sino para hurtar y matar y destruir, pero Jesús ha venido para que tengamos vida y para que la tengamos en abundancia" Juan 10:10. Hay quien te quiere ver frustrado, derrotado con autoestima baja, no contento con tu imagen y además enfermo físicamente con varios medicamentos que te enferman cada vez más y con el riesgo de acabar con tu existencia. Pero DIOS te otorga caminos maravillosos para restaurar tu salud, tu cuerpo, alma y espíritu, porque tú eres una joya de las más preciosas para EL.

La Biblia dice en Santiago 1:17 *"Toda Buena dádiva y todo don perfecto desciende de lo alto, del Padre de las luces, en el cual no hay mudanza, ni sombra de variación".* Es un hecho que tú tendrás que dar el primer paso, pero no te encuentras solo.

Recuerda no se trata de un tipo más de dieta y si de un estilo de vida, que te permitirá sentirte con vitalidad y energía, para así poder cumplir las maravillosas promesas que Dios tiene para tu vida.

La mayor parte de nuestra vida pasamos creyendo que existe una vacuna para prevenir una enfermedad, existe un medicamento para curar cada enfermedad, un antibiótico o un antiviral para curar una infección bacteriana o viral, una quimioterapia o radiación para curar una mutación, y así continuamos llevando nuestros cuerpos a mejorar de algo para empeorar de otra parte, parece más facil creer todo esto que realmente creer que somos la obra maestra de Dios y que nuestro cuerpo tiene capacidad de auto curarse y cuando abrimos la oportunidad a hacerlo, ahí es cuando entendemos quienes somos en Dios y pasamos a convertirnos en vigilantes del templo que Dios nos ha confiado para cuidar.

Viajando por la Historia del Azúcar

Tantos nombres para definir el azúcar, este sabor dulce, dramáticamente popular, existente en varias formas, presentaciones y colores, con nombres de los más diversos, hoy por hoy tiene más de sesenta denominaciones, podríamos exponer que su existencia viene desde tiempos muy antiguos, comenzó a cultivarse en Nueva Guinea y luego su cultivo se extendió al continente Asiático. Desde la época de los faraones ya existía el dulce en los templos Egipcios en forma de miel. En la India fue descubierto el azúcar cristalizado, a través de un proceso de ebullición del jugo de caña de azúcar. En el siglo 11 surge en Europa formando parte de la realeza de Gran Bretaña. En 1319 comenzó a ser conocida y llamada como el "oro blanco", considerado solo de consumo de la clase aristocrática. En 1493 cuando Christopher Columbus descubrió el "Nuevo mundo" fue plantada en las islas del Caribe, se adopta bien a las condiciones climáticas, se propagando y dando lugar así a la Industria de la caña de Azúcar. En el siglo 16 millares de esclavos murieron en la explotación de este producto, principalmente africanos y nativos americanos, sometidos a esclavitud y trabajos forzados, las industrias desmereciendo los valores humanos y con un ímpetu muy grande de enriquecimiento prosiguieron a aniquilar seres humanos. En 1747 surge el azúcar de beterragas como un nuevo recurso, haciendo el precio del azúcar más accesible, comenzando a ser añadida a jaleas, caramelos y a muchos productos en el mercado. A lo largo de toda la historia este producto representó esclavitud, explotación, injusticia, enfermedades y muertes. Desde 1800 se iniciaron los estudios en que se encontraron asociaciones a enfermedades inflamatorias. Un médico francés identificó una condición de inflamación de articulaciones generada por el sistema inmunológico, que dos siglos después sería llamada de Artritis Reumatoide. En 1906, un médico alemán, Dr. Alzheimer, identifica una forma de demencia caracterizada por hinchazón de células del cerebro. Al final del siglo 20 se estimó que más de 5 millones de americanos por año, serían diagnosticados con enfermedad de Alzheimer, hoy este tipo de demencia lleva el nombre de su descubridor. En 1910 una explicación médica surge en los Estados Unidos para los casos de enfermedad del páncreas y su incapacidad para elaborar suficiente cantidad de insulina, encontrándose un exceso de azúcar en la orina de los pacientes, en ese tiempo la incidencia de diabetes había aumentado sorprendentemente. Es en el año de 1962 un estimado de 13% de adultos americanos encontraron el criterio para obesidad. Es en el año de 1967 cuando un científico japonés inventa un producto que reduciría los costos pero que al mismo tiempo se convertiría en un ingrediente nocivo para nuestro cuerpo, usando enzimas que convertirían la fructosa encontrada en el maiz, un jarabe que resultaría una alternativa barata en comparación al azúcar. En 1975 en Estados Unidos son reportados 400 nuevos casos de cáncer por cada 100,000 personas. En 1984 surgen los azúcares líquidos, industrias como Pepsi y Coca Cola cambian el azúcar que utilizaban al jarabe de la fructosa del maíz. En 1992 la incidencia de cáncer escaló a 510 nuevos casos por cada 100,000 personas en los Estados Unidos. En 1997 un estimado de 19.4% de adultos americanos encontraron criterios para obesidad, este hecho aumentó drásticamente para 2004, llegando a 24.5% de los adultos, esto es la cuarta parte de la población de EU sufría de obesidad. En 2008 la prevalencia de obesidad para adultos americanos llegó a 32.2% para hombres y 35.5% para mujeres. Siendo causa de muerte en cerca de 400,000 americanos anualmente. En 2009 la Asociación Americana de Cardiología recomienda que la mujer consuma no más que 6 cucharaditas de té de azúcar por día y el hombre consuma no más de 9 cucharaditas de té de azúcar por día. Como mencioné antes esto no sucede así, el promedio de americanos adultos consume 22 cucharaditas de té de azúcar y los niños 32 cucharaditas de té de azúcar por día. Es realmente asustador y la mayor parte de este azúcar está en los azúcares escondidos. En 2015 el Consenso de Dieta y Nutrición que es publicado a cada cinco años publica las recomendaciones del departamento de Salud y Servicios Humanos y del Departamento de Agricultura, advirtiendo que los americanos deberían disminuir el consumo de azúcar a 12 cucharaditas por día, casi la mitad de lo que ellos usualmente consumen. En las directrices de nutrición 2015-2020, se establece que la principal causa de diabetes son las bebidas azucaradas.

El Dulce Sabor

El azúcar existe en variadas formas, hemos incentivado el crecimiento del espíritu hormiga dentro de nosotros, queriendo siempre más aquella sensación de bienestar nos hemos provisto del dulce sabor en sus diferentes formas, así tenemos desde las menos peores también a las más saludables o naturales. Uno de ellos muy vendido, el Agave yo considero el menos malo, sin embargo este es procedente de una planta que lleva justamente su nombre, es extraído el jugo de esta planta, llamándose piña luego es calentado quebrando el complejo componente de oligosacáridos hacia azúcares simples, el principal polisacárido es llamado inulina y contienen más fructosa que el jarabe extraído del maíz, esto es que por tal condición va aumentar el riesgo para resistencia a la insulina, diabetes y elevación de triglicéridos, otro método de obtención del jarabe es sometiendo al hongo aspergillus y por fermentación se forma el jarabe, un método reconocido por el FDA como seguro. Otros jarabes son el proveniente del arroz, este contiene minerales y carbohidratos complejos. Otro tipo de dulce es el procedente de fruta y fruta seca, de hecho uno de los mejores caminos para endulzar es amasando las frutas, plátano, manzana o uvas pasas, además del sabor dulce ofrece vitaminas y minerales, en pocas cantidades podría ser una alternativa saludable.

Otro tipo de azúcar es el de ciruelas, es hecho de ciruelas secas, no es un tipo de azúcar refinado, contiene fibra y es alto en minerales, una cucharada de este tipo de azúcar es equivalente a una fruta. Otros son los concentrados de jugos, ofrecen fibra que ayudan a balancear la glucosa en la sangre, solo que en exceso puede ser prejudicial. Otro es el molasses es un residuo de los cristales de azúcar puede ser removido de las betarragas y azúcar de caña, tal vez este contiene 65% de sacarosa y contiene gran cantidad de minerales especialmente calcio y hierro, haciendolo nutritivo. Otro tipo es el de molasses como sorghum molasses o Barbados molasses son hechos de un proceso natural pero son menos nutritivos. Actualmente existen más de sesenta denominaciones para el azúcar, estas nomenclaturas las puedes encontrar en el apéndice del libro.

Lo Amargo del Dulce

Muchas de las reacciones que presentamos en nuestro cuerpo como cansancio o poca energía, alteraciones del sueño, ansiedad, depresión, cavidades dentarias, fracturas óseas, infestación por cándidas, síndrome de fatiga crónica y fibromialgia, sinusitis crónica, infecciones auditivas, disminución de la inmunidad y así incremento de susceptibilidad a infecciones, enfermedades serias como cáncer, diabetes, enfermedades cardíacas, síndrome de colon irritable y espástico, síndrome metabólico y por demás son todas enfermedades de riesgo con una dieta alta en azúcar, conforme la evidencia científica de estudios realizados. Si, el azúcar es un veneno. Entendamos también que los productos de harina blanca, comida rápida, carne y productos lácteos, así como fritos, excesiva sal y comidas con preservantes químicos y toxinas, en fin todo lo que sea procesado, forman parte de este proceso de intoxicación. La azúcar también denominada "sucrosa" denominación química para el azúcar, porque está compuesta de dos elementos, uno es la glucosa, que es la buena de la película y la otra es la fructosa, que es la villana. La glucosa que todos conocemos, es necesaria para nuestro cuerpo, ella al ser utilizada por nuestras células es convertida en energía, energía que utilizas para pensar, ejercitarte, trabajar hasta comer, cualquier actividad que realices precisa de glucosa o energía. La fructosa no es necesaria y si un exceso de ella podría desencadenar un efecto inflamatorio y además acidificar nuestro cuerpo. Cuando nos referimos a acidificar nuestro cuerpo nos referimos a alterar el balance entre lo ácido y básico o alcalino, es decir, nosotros tenemos que mantenernos más alcalinos que ácidos, nuestro Ph o potencial de hidrogeniones es alcalino, cualquier desvío hacia lo ácido, incrementa nuestra inflamación y nos predispone a enfermar fácilmente, además el exceso de fructosa representa una elevación mayor de la insulina que como mencionamos en la introducción, el hecho de mantener nuestro cuerpo con demasiada insulina y por la mayor parte del tiempo, lleva a que nuestras células tengan resistencia a la misma, luego lo que comamos no será metabolizado para producir energía y si para producir grasa. A la larga esto es lo que llamamos de "Resistencia Insulínica", es el precedente a un cuadro de prediabetes y luego diabetes. En la vigencia de este cuadro, debemos actuar rápidamente y con algunas modificaciones en nuestra alimentación podemos evitar que este camino progrese.

Todas las enfermedades tienen base inflamatoria y como mencioné el exceso de fructosa condiciona esta inflamación por la acidificación del cuerpo.

En un estudio de California se demostró que calorías procedentes de una dieta basada en azúcar, con medición exacta de calorías y realizada en jóvenes sin enfermedades previas, sometidos a una dieta donde 90% de las calorías eran procedentes de jugos y gaseosas y otras bebidas con alto contenido de "Jarabe de fructosa de maiz". se evidenció que el aumento de niveles de glucosa y colesterol LDL o colesterol malo ocurría en un período tan rápido como de dos semanas, o sea que el exceso de fructosa puede llevar a una sobrecarga del hígado que es nuestro principal órgano para desintoxicar nuestro cuerpo y de tal forma dejar de ejercer su función. Estas partículas de grasa llevan a obstruir arterias del corazón y del cerebro.

El exceso de insulina puede llevar a daño de varios tejidos, lo increíble es que células de tumores como el del seno y del colon, tienen receptores de insulina en su superficie y a través de estos receptores ellos consumen glucosa. Es decir cómo fue mencionado al inicio, nuestras células usan la glucosa para producir energía y sobrevivir, las células tumorales usan la glucosa, para crecer. Motivo por el cual es sugerido cortar el azúcar así como productos refinados cuando hay diagnóstico de cáncer.

Otro problema serio del azúcar es que es altamente adictivo, porque los receptores que estimula a nivel del cerebro son los mismos receptores del alcohol y de drogas como la cocaína. Como ya mencioné al estar en contacto con estos receptores se libera la dopamina, hormona que condiciona una sensación de bienestar y placer, lamentablemente todo lo que es muy utilizado disminuye, esto es lo que conocemos como tolerancia, o sea cuanto más comes azúcar menos efecto tendrás de placer y el resultado final de todo será "adicción", así tú comerás cada vez más y más en busca de esa sensación de bienestar. Es increíble como el azúcar puede llegar a ser adictiva, además de influenciar directamente en estos receptores dopaminérgicos, también cuando llevamos nuestro cuerpo a tener mucha insulina, este exceso de insulina hace que una hormona llamada "leptina", que es la que te dice cuando tienes que parar de comer porque ya estás satisfecho, pierda su acción, se bloquea y no trabaja; entonces qué sucede, no hay nadie que te detenga para comer, porque no te satisfaces nunca. Esto quiere decir que por el exceso de azúcar puedes llegar a un estado de resistencia insulínica y luego a un estado de leptino resistente, problemas como adicción al azúcar y adicción a la comida sobrevienen y por consecuencia; sobrepeso y obesidad. Estudios han demostrado que el incremento de adicción a la comida ha incrementado desde el año 2006, y que realmente en 2008 fue extremadamente elevado. Considerando así tres tipos de adicciones más importantes; a la comida, al azúcar y a la grasa. Aunque no lo crean esta última es la más inofensiva de todas y hasta saludable si optas por la grasa buena o sea la rica en ácidos grasos poli insaturados y omega 3.

Por otro lado cuando consumimos productos que contienen alta fructosa, este exceso de fructosa como fue explicado va para el hígado, la mitocondria, estructura importante de la célula del hígado para oxigenación, se enferma, no funciona bien, sucede que el hígado comienza a acumular grasa, sobreviene una enfermedad que se llama hígado graso que con el tiempo si el daño se hace constante se establece un cuadro llamado de esteatosis hepática no alcohólica, no alcohólica porque este mecanismo produce el mismo tipo de lesión histopatológica que el de la bebida alcohólica, así es como llamamos esta entidad, nosotros los médicos, imaginen lo peor es que puede llegar a una cirrosis hepática, otro término que quiere decir muerte de células hepáticas, esto es sumamente grave, porque puede ser indicación de trasplante de hígado. Este círculo vicioso sería así, cuanta más tendencia a hígado graso, representa más insulina resistencia, más ganancia de peso, más presión arterial elevada, más enfermedades cardíacas, y cáncer y más demencias, así mismo muchos hongos se alimentan de este exceso de azúcar. La respuesta a que si el azúcar es tóxica, es definitivamente "SI", enfermedades como obesidad, síndrome metabólico, diabetes mellitus tipo II, hipertensión y enfermedades cardíacas, están relacionadas con el consumo excesivo de azúcar. Sabías además que el consumo en exceso de azúcar es un factor de riesgo para el desarrollo de cataratas. Estudios que comenzaron en 2003, encontraron una asociación entre azúcar y degeneración de los ojos resultando en cataratas. Entre otros, el consumo de azúcar especialmente si eres mujer, es un factor de riesgo para depresión, más de 1000 mujeres en edades entre 20 a 93 años fueron estudiadas para determinar si su ingesta diaria de azúcar estaba conectada a desórdenes mentales, particularmente depresión, concluyendo que hay una fuerte conexión.

Usando datos de cerca 10,000 personas entre los 20 años de edad y más idosos, recolectando información en hábitos de alimentación, fue encontrado que el consumo de soda solamente sin otros azúcares en la alimentación, está asociado a enfermedades renales.

El incremento del consumo de productos con fructosa, sobre todo del famoso "Jarabe de maíz de alta fructosa" el cual sufrió un aumento del consumo en 130 libras más este último año, es un veneno que mata lentamente nuestro cuerpo. Resumiendo, la toxicidad va a causar mal funcionamiento celular, algunos van a sufrir este proceso más acelerado, otros más lento, otros más intenso, otros más leve, la intoxicación crónica lleva a una inflamación, porque nuestro cuerpo se transformó en un basurero, almacenando desechos en células, sangre, tejidos grasos, órganos y huesos. Todo dependerá de la resistencia que tengas lo que es conocido en inglés como "Target zone" para enfermedades.

Otro hecho interesante es su conexión con el tabaco, ya no es secreto que los cigarros contienen cientos de aditivos químicos, muchos de ellos tóxicos y muchos de ellos también destinados a aumentar las conductas viciantes de quienes fuman, lo que probablemente sea nuevo para ti, es que uno de estos aditivos agregados para convertir este producto en adictivo es el azúcar. Así los azúcares añadidos reaccionan con el amonio para producir el sabor, añadidos como la cocoa puede dilatar las vías aéreas permitiendo que el humo penetre fácilmente al cuerpo a través de los pulmones. La quema del azúcar produce un producto químico llamado acetaldehído, el cual interactúa con la nicotina que produce un efecto sinérgico potencializando la adicción.

Como ven parece que todo está siguiendo el curso de convertir a la población en adictos y viciados y junto con eso a un aumento de las enfermedades que se desencadenan como consecuencia, todo direccionado a vender mas productos y haciéndolos más atractivos, para una industria donde hacer dinero es más importante que la propia humanidad, somos la única especie que lucha incansablemente y sin cesar contra ella misma, se auto contamina, se auto enferma, se auto elimina.

La Verdad oculta

El azúcar ha sido por muchos años la que ocupa el primer lugar en los productos del supermercado, la substitución de las grasas por los carbohidratos nos ha convertido en gordos, cansados, deprimidos, infectados, metabólicamente enfermos; diabéticos, hipertensos, dislipidémicos, además verrugosos, llenos de carnosidades por el cuerpo y con manchas oscuras por el mismo y por demás cancerosos. Estamos enfrentando la mayor epidemia de obesidad de los últimos tiempos, estamos en una guerra entre consumidores deseosos de tener productos de calidad y la industria con mercadeo de productos de mala calidad y con muchos químicos. Siendo que la mayoría nos encontramos en la falta de conocimiento, entregues a productos que parecen sanos por los colores del paquete, etiquetas llamativas, sellos muchos comprados por estas empresas deseosas de hacer dinero a base de una población enferma que no solo dará lucro a los vendedores de los productos de supermercado sino también a laboratorios que expenden medicamentos cada vez más caros y más agresivos para nuestro cuerpo, que curan de un lado y matan por otro sino que también llenamos los bolsos del sistema de salud. DIOS nos exhorta: *"Mi pueblo perece por falta de conocimiento" Oseas 4:6.*

Es tu elección quedarte en este mundo oscuro sin conocer la verdad, a ciegas o quererte informar de lo que realmente hay atrás, *"Y conoceréis la verdad y la verdad os hará libres" Juan 8:32.*

Estoy aquí para decir que DIOS te creó perfecto, que puede existir memoria genética que determine que tu tengas tal o cual enfermedad, pero mismo así tú la puedes modificar en muchos casos, de decir también que no hay enfermedad sin cura y que si recibiste un veredicto de algún médico, este no es el veredicto final, porque médicos no dan veredictos, el único que puede dar veredictos sobre tu vida es Dios.

Porque será que pese a estas estadísticas y estudios de los maleficios que encontramos en el azúcar, la industria no se cansa de inventar nombres y productos diversos que representan azúcares y por demás los hacen parte de la lista de ingredientes que compramos en el supermercado, manipulando la publicidad así como las actitudes de las autoridades públicas; la respuesta es simple, los subsidios e impuestos generados por este producto que algunos denominan como el oro del siglo XXI, son millonarios. Puedes encontrar más detalles en el libro de Nestlé: "How the Food industry influences nutrition and Health". Puede observarse que hay un interés muy grande en divulgar información distorsionada apoyando el uso del "Jarabe de maíz alto en fructosa".

En el "Dietary Guideline for Americans 2015 to 2020" fue descrito qué azúcares líquidos podrían ser más peligrosos que azúcares en comidas. Investigaciones sugieren que nuestros cuerpos procesan el azúcar líquido diferente que el azúcar encontrado en comidas, especialmente esos conteniendo fibras. Por ejemplo cuando nosotros tomamos un jugo de frutas de caja este podría contener el azúcar de 12 unidades de fruta, diferente que si lo preparamos en casa, este es un punto, el otro es que el azúcar contenido en la fruta por esta tener fibra es procesado más lento en el intestino y este azúcar es liberado más lento para la sangre, pero cuando nosotros bebemos esta misma concentración de azúcar en las bebidas azucaradas, el azúcar contenida es liberada rápidamente, llegando a los órganos vitales tan rápido que ellos no pueden procesar esta, con el tiempo los órganos más sobrecargados como el páncreas, Corazón y el hígado pueden tener serias enfermedades.

Otra de nuestras luchas como mamás y amas de casa será discernir entre tantos nombres diferentes para definir los diferentes nombres que se le da al azúcar. Entre los consejos que puedo mencionar es que en primer lugar, no se dejen llevar por el empaque del producto, abran los ojos como el sapo y vayan a la parte posterior de la caja y se identifiquen como un investigador y defensor de su propia salud y de la de su familia. Si ven muchos ingredientes, más de 10 ingredientes no se preocupen en leer todos, pueden dejar el producto en la repisa del supermercado donde lo encontraron, si tiene nombres extraños que resultan difíciles hasta de pronunciar, pueden también dejarlo, vean inmediatamente los gramos de azúcar, más de 8 gramos piensen dos veces y analicen bien, si se trata de un chocolate o una barra energética, probablemente el contenido de azúcar será alto, pero les aconsejaría que fueran por la opción que tenga menos azúcar. En ingredientes van a ver muchos azúcares escondidos, en este libro encontrarán la lista de 61 nombres para definir azúcar así como aditivos escondidos y variantes de azúcares artificiales vendidos como saludables y que en la verdad todos estos resultaron en graves enfermedades, por citar algunos, el campeón en producir enfermedades es el aspartame, se le asocia a más de 15 tipos de enfermedades, otro endulzante artificial, vendido como especial para diabéticos, resultó ser una farsa completa es la "Splenda", mucha gente todavía la busca como alternativa, el componente principal es la sucralosa, vendida como substituto del azúcar, como un componente inofensivo, fue comprobada su asociación con reacciones peligrosas en el cuerpo, pero lo describiré en otro capítulo. Puedo indicarles que este artículo fue publicado recientemente en "Journal of Toxicology and Environmental Health", Part B donde se describe que la sucralosa pasa por el tracto intestinal sin ser digerido, matando nuestras bacterias buenas que sirven de defensa para nuestro cuerpo, además al ser sometida a alta temperatura va convertirse en toxina "cloropropanol" intoxicando nuestro cuerpo, ya tenemos relatos de su asociación con Cáncer, desconocemos porque el FDA (por siglas en inglés Administración de alimentos y drogas) insiste en mantenerla en el mercado y la ofrecen como un producto seguro y saludable además bajo en calorías y recomendado para diabéticos, increíble, ¿verdad? Se sorprenderán de otros tantos productos que son vendidos para nuestros queridos pacientes y muchos en el engaño de quererse cuidar mejor los compran y no saben que lo que se están llevando los terminara de enfermar.

Fructosa: La Toxina

Durante la búsqueda de bajar de peso y verse más saludables, fueron implementadas muchas dietas y por experiencia propia y también conforme análisis estadísticos, hemos visto que las dietas que más funcionan son las que son bajas en carbohidratos y ricas en grasas, como por ejemplo la dieta de Atkins, que tuvo mucho éxito por su combinación de proteínas y grasas, las dieta de Ornish que combinó vegetales y granos completos Y asi como la misma baja en carbohidratos, encontramos que el denominador común de estas es la restricción del azúcar, el azúcar forma parte de las calorías llamadas vacías y como mencionamos repetidamente, el azúcar resulta de la combinación de glucosa y fructosa, esta última es la causante de las enfermedades metabólicas. El metabolismo de la fructosa es el único que puede inducir este fenómeno asociado con síndrome metabólico; cuando entra la fructosa al cuerpo el hígado va a necesitar el triple de energía para metabolizar esta asociación de glucosa más fructosa, a diferencia que si entrase solo glucosa, esto va llevar a que se acabe más rápidamente el ATP (adenosin trifosfato, enzima de oxigenación) y aparezcan más desechos tóxicos como ácido úrico causando la enfermedad de gota e hipertensión arterial. La fructosa no se transforma en glucógeno y se transforma directamente en acetil coenzima A, es tanto que la mitocondria (organela de la célula que se encarga de la respiración) no consigue metabolizarla. Este exceso de acetil coenzima A sale de la mitocondria y es metabolizado como grasa, promoviendo enfermedades cardiacas. La fructosa también va activar una enzima hepática, la cual es el puente entre el metabolismo hepático y la inflamación, esté inactiva la acción de insulina y conduce a una resistencia insulínica. Con la pérdida de la acción de la insulina no hay forma de controlar la glucosa hacia abajo, de tal forma que la glucosa sanguínea aumenta, pudiendo derivar a un cuadro de diabetes.

La alta insulina puede llevar al crecimiento de varios cánceres, puede dar una falsa hambre porque eleva la hormona leptina, entonces la persona nunca está satisfecha, puede quebrar la barrera intestinal, ingresando bacterias al torrente sanguíneo y condicionando la enfermedad de "intestino permeable", lo cual incrementa la inflamación en el cuerpo. Estudios también sugieren que la resistencia insulínica puede llevar a degeneración precoz, acelerar la edad y desarrollar ciertos cánceres, otros estudios en afroamericanos señalan su relación con demencias.

Muchos se preguntaran también ¿y qué pasa con la fructosa de la fruta? Es una pregunta frecuente, les comento que esta fructosa que procede de un alimento como es la fruta, es clasificado en forma diferente. La fruta ofrece a tu cuerpo vitaminas, minerales, agua y fibra, es rica en micronutrientes, por contener fibra esta fructosa es metabolizada diferentemente. Sí recomiendo comerla entera más frecuentemente que en jugos, pero a los amantes de los jugos como yo, eviten combinaciones de frutas que contengan alto índice glicémico, de preferencia no más que una fruta de alto índice y si fuera de bajo y medio índice glucémico, no más que dos frutas en sus jugos. Intenten colocar más hojas y vegetales asociados a sus frutas, así conseguirán una fuente de nutrientes y sin miedo de estar aumentando su resistencia a la insulina o generar un hígado graso por la alta cantidad de fructosa que consumen recordando que al triturar la fruta está fructosa aumenta, por eso consideren lo que les comento. En el apéndice del libro encontrarán una tabla de clasificación encontrarán una tabla con clasificación de alimentos por su índice glicémico; bajo, alto y moderado.

Productos Camuflados

Recordemos que cuando nos referimos al azúcar no solo hablamos del azúcar para endulzar, hablamos también de los carbohidratos, harinas blancas, productos procesados y refinados. Lo más importante es conocer que engloba este término. Los carbohidratos son el segundo grupo de macronutrientes. Son sustancias compuestas de azúcares simples que vienen en diferentes formas y composiciones e incluyen azúcares, almidones y fibra dietética. Los carbohidratos incluyen alimentos que parecen que no tienen relación entre sí, como la leche, yogurt, refrescos, jarabes artificiales, azúcar, arroz blanco, pan blanco, pasta blanca y postres, así como también frutas naturales y verduras, arroz integral, avena, granos, cereales naturales, panes de grano duros o patatas con cáscara y otras sustancias que se descomponen en azúcares. Como ven en esta breve lista, los alimentos son diferentes y diversos. Los carbohidratos constituyen nuestra principal fuente de energía, fornecedores de glucosa la que precisamos para ejercitarnos, pensar, trabajar, para cualquier actividad, así la glucosa es el combustible para nuestras células. A nivel mundial los carbohidratos son el macronutriente que más se consume diariamente.

Se podrían clasificar como solubles o digeribles como los almidones y azúcares y fibras e insoluble o indigeribles, que son algunas fibras también. Existe otra clasificación que divide los carbohidratos en grupos, según el número de unidades individuales de azúcares simples que los componen, por ejemplo: monosacáridos, disacáridos, polisacáridos. Los polisacáridos posteriormente se clasifican como simples y complejos. Los monosacáridos más consumidos son: La glucosa (dextrosa), galactosa y fructosa (levulosa). La fructosa se encuentra en las frutas, las verduras y la miel. La ciencia creó un tipo de edulcorante que forma parte de la mayoría de los productos, conocido como el jarabe de maíz traducido al inglés "High Fructose Corn Syrup" or "Corn syrup" o "High fructose", "HFCS" sea otro nombre que la defina, puedo decirles que el azúcar derivada del maíz triplica la producción de nuestra insulina. Además este componente está siendo causa de mayor incidencia de hígado graso, en medicina se conoce como "esteatosis hepática, no alcohólica", así como causante de gota una enfermedad condicionada por el aumento de ácido úrico en sangre y aumento de triglicéridos además de causar rápidamente resistencia insulínica.

Mediante la combinación de dos moléculas de monosacáridos o azúcares simples juntas, se forma una molécula de carbohidrato más grande llamada disacárido. Los disacáridos incluyen la lactosa, que es el azúcar presente en la leche y los productos lácteos. La lactosa está formada por la combinación de glucosa y galactosa. Para digerir la lactosa precisamos de una enzima que es la lactasa, personas con deficiencia de lactasa, presentaran intolerancia a lácteos, esta intolerancia es debido a una mutación genética. Los oligosacáridos son carbohidratos que contienen 3 a 10 azúcares simples vinculados entre sí. Estas moléculas son difíciles de ser digeridas en nuestro sistema digestivo, alcanzan el colon y permanecen intactas sirviendo de prebióticos o sea que permiten el crecimiento de ciertas bacterias, llamadas bacterias buenas, de las que dependemos para mantener nuestra inmunidad o defensa contra infecciones, esta es nuestra línea de combate, que se encuentra en el colon, de ellas también depende una serie de reacciones químicas importantes para nuestro cuerpo, beneficiosas para nuestra salud. Esto es diferente de probióticos, los probióticos son los organismos vivos en sí y los prebióticos sería como el alimento de estos organismos para que crezcan y se fortalezcan.

Otra forma de clasificar los carbohidratos es en simples y complejos; los simples son los mono disacáridos y los complejos son los polisacáridos. Otra forma de clasificar es por sus efectos funcionales; buenos y malos.

Como les explique anteriormente, más que el azúcar en sí, esta reacción de elevación de insulina sería nuestro principal enemigo, a esto definimos como índice glicémico, que sería la valorización en que tal o cual alimento descarga insulina hormona secretada por el páncreas, esto es cuanto mayor sea el índice glucémico de un alimento sea fruta o vegetal mayor será la descarga de insulina, descargas frecuentes y altas de insulina llevan al cuadro de resistencia insulínica, o sea nuestras células se acostumbran a esta insulina tan alta y ya no responden o sea ya no utilizan la glucosa como combustible, por un mecanismo diferente comienzan a utilizar esta para producir grasa, así engordamos y nos debilitamos. La insulina tiene como función principal la regulación del metabolismo de los carbohidratos y grasas del cuerpo y de contrarrestar u oponerse a la acción de las hormonas generadoras de la hiperglucemia que se secreta en respuesta a una comida. Cuando consumimos alimentos compuestos por carbohidratos, estos macronutrientes se digieren y se descompone en sus componentes básicos de glucosa para luego entrar en el torrente sanguíneo donde los resultantes niveles elevados de glucosa producen una respuesta adecuada de insulina o se almacenan como glucógeno en el hígado y los músculos. Una vez que todos los almacenes de glucógeno están llenos, cualquier ingestión de carbohidratos continua dará lugar a la síntesis de ácidos grasos, con el exceso de glucosa convertida en grasa, para ser usada posteriormente. Con el consumo de carbohidratos, nuestro páncreas llegará a un punto donde simplemente no puede continuar con la secreción adecuada de insulina en respuesta a los continuos y elevados niveles de glucosa circulando en sangre y ocurre así el cuadro de resistencia a la insulina. La progresión de esto lleva a un desenlace fatal. Cuando tu páncreas se cansa de producir insulina, las células del hígado, músculos y tejidos grasos, no pueden utilizar la glucosa y en su lugar se utilizan las grasas de los almacenes del cuerpo como fuente de energía, este proceso con el tiempo lleva a pérdida de masa muscular, pérdida de peso, deshidratación, debilidad, elevación de cuerpos cetónicos si no está bien controlado con relación a los niveles glucémicos y por últimos cetoacidosis, coma y muerte en algunos casos.

Por eso lo importante de evitar esta progresión y secuencia de fatalidades. Dios en su palabra nos otorga una promesa maravillosa *"Y la promesa que se cumplirá bajo este Reino será: Ningún residente dirá: Estoy enfermo Isaías 33:24*

Por otro lado reduciendo la cantidad de carbohidratos en nuestra dieta, el cuerpo comenzará a utilizar los almacenes de glucógeno como su fuente de energía y los niveles de azúcar en la sangre comienzan a declinar. Aumentando la utilización de glucógenos por medio del ejercicio, este también aumenta la sensibilidad de las células a la insulina, así reduciendo la cantidad de carbohidratos en una dieta saludable produce una disminución de la necesidad de insulina. Estas dietas llevan a quemar grasa con pérdida de peso. Así tenemos que hacer el camino inverso, si en estos tiempos en que las gaseosas y refrescos artificiales han sustituido el agua y los jugos naturales, en que las papas fritas han substituido las ensaladas y vegetales, o donde restaurantes de comidas rápidas con alimentos procesados y fritos han substituido nuestra cocina, tenemos que hacer el viaje de regreso y volver a lo natural y a cocinar y preparar nuestros propios alimentos.

El carbohidrato ideal es aquel que se digiere lentamente, estamos hablando de los carbohidratos complejos, este tipo de carbohidrato provoca una liberación constante y uniforme de insulina en lugar de picos altos de insulina. En este grupo están los cereales integrales, verduras y frutas frescas. Los carbohidratos que no son digeribles contienen más fibra y esta puede ser soluble e insoluble. La soluble se descompone parcialmente esta es la que va a tener función de prebiótico y la insoluble que no puede ser descompuesta y viaja intacta por el tracto digestivo absorbiendo fluidos a lo largo de su tránsito, ocupando más volumen y produciendo sensación de llenura. Este tipo de fibra ayuda a mantener el tránsito intestinal actúa como si fuera un laxante natural. Estas se encuentran en el trigo, salvado de maíz, vegetales: apio, judías verdes, coliflor, plátanos, cáscara de la papa, granos enteros, nueces y semillas. La fibra tiene varios beneficios entre ellos disminuyen el riesgo de Cáncer de colon, hoy por hoy el primero en incidencia en Estados Unidos disminuye el riesgo de divertículos intestinales y alivia el estreñimiento y ayuda en el tratamiento de hemorroides, disminuyen el riesgo de enfermedades cardiovasculares, inhibiendo la absorción de colesterol y grasa en el intestino (JAMA 275 (6) 447_451). La cantidad de fibras que se recomienda por día no debe superar los 50 gramos por día, porque podría impedir la absorción de nutrientes esenciales. Recomiendo el aporte de carbohidratos complejos de buena calidad y considero importante la carga glucémica o velocidad con que aumenta el nivel de azúcar y el índice glucémico que fue creado para comparar así los diferentes carbohidratos, este otorga un rango numérico a los alimentos del 1 al 100, dependiendo de la intensidad con la que el azúcar de la sangre aumenta después de la ingestión de un tipo particular de carbohidrato, así nos indica la rapidez con que el carbohidrato es convertido en azúcar. Mientras mayor sea el índice glicémico más rápido de digerir será el carbohidrato y como resultado más alto el nivel de azúcar, así desencadenara picos de secreción de insulina, en conclusión mayor índice glicémico es peor resultado para nuestra salud. Entre los que se incluyen como bajo índice glicémico tenemos los granos como la cebada, arroz integral, arroz negro, centeno, avena, trigo, espaguetis blanco, tortillas, trigo, pan de trigo o cebada, arroz de granos largos como el basmati o doongara tienen más bajo índice glicémico que otros. El blanco tiene mucho almidón. Las frutas frescas conforman este grupo como manzanas, berries en general, cerezas, pomelos, naranjas, duraznos y peras. Verduras como zanahorias, camotes, boniatos, guisantes, leguminosas como lentejas, soja y garbanzos.

Mantener una dieta baja en índice glucémico permite tiempos prolongados de actividad física, niveles de insulina estables, disminuyendo el riesgo de enfermedades cardiovasculares, visuales, reduciendo el riesgo de diabetes y aumentando el colesterol bueno, reduciendo el colesterol malo o LDL así como los triglicéridos y dando mayor saciedad, esto quiere decir precisamos de comer menos para ya estar satisfechos, y lo más importante es que evitamos la formación de sustancias pro inflamatorias. Al final del libro en el apéndice encontrarán una tabla de alimentos y sus índices glucémicos.

La carga glucémica como les comenté, es la cantidad de carbohidratos que contiene una porción de alimento determinada, es la velocidad con la que un tipo de carbohidrato se convierte en azúcar basado en la cantidad de carbohidrato que está relacionado al tamaño de la porción. Carga glucémica= Índice glicémico x contenido de carbohidratos en el alimento, dividido entre 100. Un alimento de baja carga glucémica sería entre 1 y 10, carga glucémica intermedia entre 11 y 19, alta sería por encima de 20. Una dieta de baja carga glucémica estaría conformada por cereales, frutas y verduras altos en fibras y alta carga glucémica serían cereales procesados, patatas blancas, refrescos. Con mucha paciencia entenderán y fijarán estos conceptos. En los próximos capítulos les explicare mejor.

La Verdad sobre los Carbohidratos

La verdad es que los carbohidratos son importantes para la buena salud. Claro cuando los combinamos con la correcta porción de grasas, los carbohidratos buenos te dan energía y mejoran tu humor, te mantienen satisfecho, aplacan tu hambre y de alguna forma te asisten en tu plan de bajar de peso. Ellos también te ayudan a disfrutar tus comidas principales y snacks de una mejor forma, además mantiene tu nivel de estrés bajo, te permite dormir más profundo, mejoran tus movimientos intestinales y te suministran un sentimiento de bienestar. El Instituto Nacional de Salud (siglas en inglés: NIH) actualmente recomienda que 45 a 65 por ciento de nuestra toma de energía venga de los carbohidratos y que el 25 al 35 por ciento de energía venga de las grasas y que solamente el 15 al 35 por ciento venga de las proteínas. Ciertamente estudios recientes han mostrado que las grasas son muy importante y que estos porcentajes podrían ser revisados.

Yo por lo general recomiendo que el 40 por ciento de nuestras calorías provengan de los carbohidratos y que sean estos de bajo índice glicémico en su totalidad, 30 por ciento de proteínas bajas en grasas y el 30 por ciento de grasas saludables. Los carbohidratos son parte importante de un estilo de vida saludable y no los podemos obviar en nuestra alimentación. Sin embargo no puedo dejar de mencionar que el error de la mayoría de los pacientes que atiendo es justamente éste: la mala selección de sus carbohidratos, hecho que hace que queden atrapado en un ciclo de almacenamiento de grasa continuo. El problema es que los carbohidratos malos abundan. La industria ha procesado alimentos naturales como frutas y vegetales, asi como granos, creando jugos de caja, comida de microondas y comida congelada altas en jarabe de maíz y otros aditivos y por el correr del día a día ha sido extrapolado en la mente de los consumidores que esta es la vía más fácil para alimentar a sus hogares en lugar de cocinar y usar lo que denomino como *"Cocina inteligente"* que no es más que utilizar la preparación de comidas en casa a nuestro favor. Lo que hago es cocinar la quinua por ejemplo y un día adicionar vegetales, al otro preparo una rica ensalada, por citar un ejemplo. Creo que uno de los motivos por el cual la industria ha optado por popularizar los carbohidratos malos, es simple: estos son más duraderos, no son perecibles en corto tiempo, el problema puede avanzar tanto que cuando menos lo pensemos ya estaremos comiendo plastico. Hablando de plástico, recordé que ya lo estamos comiendo en alimentos hidrogenados, huyan de ellos. Por otro lado, veamos con ojo crítico a los restaurantes y sus menús. Si se pasean por algunos y analizan las cartas de menú, verán que todos los platos o la gran mayoría son de alto índice glicémico. Es realmente sorprendente cómo nuestros países se aficionan a este tipo de comida y de restaurantes, la gran cadena de restaurantes americanos expandidas por todo el mundo, causan realmente sensación, cuando viajo, no es raro verlos desbordados de gente.

El Índice glicémico y la carga glucémica dos conceptos que tienes que conocer

Nuria 42 años madre de tres hijos, intento muchos planes de alimentación. Desde que quedó embarazada comenzó su batalla con la balanza, sus decepciones y frustraciones por ver que la balanza no se movía a su favor, lo máximo que había llegado a perder eran 10 libras. Ella trabaja en su casa y fuera de ella, vive con mucho estrés y además tiene un esposo exigente, que la quiere ver delgada, pese a que él es gordo y no se detiene a pensar antes de soltar algún comentario que compare su mujer con otras más delgadas; "es que ella no come nada pero la veo gorda" "ella no para de hacer cosas y solo engorda, no entiendo doctora, veo mujeres delgadas que comen el doble de lo que mi mujer come y no hacen nada de lo que ella hace y están flacas", "le pago el gimnasio y ella sigue gorda"; bueno y por ahí va. El no pierde la oportunidad de comentar algo, lanza siempre sobre su mujer el peso de su gordura, innumerables veces. Creo yo, que si él le dijera más veces que la ama y lo bien que se le ve a cada día, Nuria estaría más delgada. Cuando llega Nuria del trabajo, prepara comida para toda la familia, el esposo ya había llegado a casa a algún tiempo pero estaba descansando esperando por Nuria. Nuria tuvo un día cansado así que llega y prepara comida rápida a veces pan con salchicha, pasa comprando pizza antes de llegar en casa con una gaseosa o hace una pasta con salsa. Como está cansada se acuesta inmediatamente después que come toma una ducha a veces antes o después. Nuria se levanta temprano, prepara a los chicos para la escuela, alcanza a hacerles un pan a cada uno, inmediatamente sale en dirección a las escuelas, los deja y va a su trabajo, en el camino saca el pan que había preparado antes de salir y lo va comiendo mientras maneja. A las 9 de la mañana, llega su jefe trayendo una caja de donas dulces, claro Nuria trató de contenerse pero comió dos. Llega la hora del almuerzo, ella no preparo nada en casa para comer en la oficina así que la cafetería del trabajo es generalmente su opción. En la cafetería no hay opciones muy saludables o lo que ella selecciona no es muy saludable. Nuria cuenta que hamburguesa y papas fritas con una coca cola fría son sus opciones preferidas. Nuria tiene su inscripción del gimnasio activa, pero lamentablemente no puede ir muchas veces apenas los sábados y algunos domingos. Ella ve que come poco, nunca tiene tiempo para los snacks porque quiere salir en el horario exacto y siempre se le queda trabajo atrasado sin tiempo para comer algún snack, bebe poca agua dice que para no tener que levantarse muchas veces para ir al baño y porque no tiene sed y así es la mayoría de los días. Nuria cuenta que le incomodan mucho los comentarios de su esposo y eso le crea ansiedad y a veces llora cuando nadie la ve y piensa que podría esforzarse para bajar su culpa.

Controlando el Azúcar Sanguínea e Insulina

Nuria no tenía conocimiento de lo que es índice glucémico, ni mucho menos sabía lo que los picos de insulina irían a generar a su cuerpo. Tampoco no conocía los efectos de consumir carbohidratos y bebidas azucaradas a su cuerpo. Si bien es cierto come poco, pero lo poco que come hace que su cuerpo sea un almacén de grasa. Ella quedó sorprendida de saber también del mal que genera el estrés, la ansiedad, por otro lado también entendió que ella estaba viviendo una relación abusiva. Su autoestima no era buena y sin darse cuenta sus opciones eran malas porque no tenía necesidad de cambiar nada en su vida, porque no tenía vida propia. Cuando ella no comía nada entre las principales comidas en su cuerpo todavía había altos niveles de insulina generado por la comida principal que había consumido que era de alto índice glucémico. Cuando el páncreas secreta grandes cantidades de insulina, tu azúcar sanguínea eventualmente baja, luego te sientes cansada, irritable, hambrienta, duermes más y sudas más. Tu corazón se acelera y podrías sufrir de un dolor de cabeza, luego el centro de hambre del cerebro se activa inmediatamente cuando el azúcar sanguíneo cae y envía señales de que hay hambre. Esto sucedió con Nuria cuando ella no comía sus snacks, desafortunadamente ella programaba su cuerpo para ganar peso, almacenar grasa no solo visible sino también la que es peor, la que no se ve que se acumula en el hígado, en la sangre en forma de triglicéridos, en las células musculares y especialmente en el abdomen, causando un aumento del perímetro abdominal. Al no practicar ejercicio desactiva sus células para responder a la insulina. Niveles de insulina elevados y resistencia insulínica están asociados con muchas enfermedades incluyendo diabetes tipo 2, triglicéridos elevados y colesterol, enfermedades cardiacas, hipertensión, síndrome de ovario poliquístico, enfermedad autoinmune, enfermedad de Alzheimer y aun algunos tipos de cánceres. Nuria desconoce el efecto fisiológico del estrés en su cuerpo, cuando el cortisol se eleva y lleva a aumentar más su insulina y aumentar más la resistencia a la misma, además de destruir sus músculos.

Índice Glicémico

Para entender mejor cómo los niveles de insulina aumentan en los individuos después de que ellos consumen carbohidratos, los médicos científicos crearon el índice glucémico. Este fue identificado por primera vez en 1980 por los doctores David Jenkins y Thomas Wolever, profesores de la Universidad de Nutrición de Toronto en Canadá, después de estudios realizados en pacientes con diabetes, los científicos pudieron ver que habían carbohidratos que aumentan su insulina y otros no. Tenemos los de bajo índice glucémico menor de 55 y los de medio índice glucémico entre 56 y 69, los de alto índice glucémico mayor o igual que 70. Algo que determina el valor del índice glucémico va ser el grado de procesamiento de la comida, cuanto más procesada la comida el valor del índice glucémico será mayor, cuanto más natural será más bajo el índice glucémico. Un ejemplo de los varios valores de índice glucémico para las diferentes comidas, tenemos un valor de 103 para los guindones y un valor de menos de 15 para espárragos, coles de Bruselas y apio, por ejemplo.

Carga Glicémica

Por veinte años los Doctores Jenkins y Wolever desarrollaron un nuevo camino de clasificación de comidas, tomando en cuenta no solo el valor del índice glucémico sino también la cantidad de carbohidratos que contienen las comidas, eso es llamado carga glucémica (GL siglas en inglés "Glycemic load"). Esto determina para nosotros una guía de la cantidad de un particular carbohidrato o comida que nosotros debemos comer. El valor de la carga glucémica es el resultado de multiplicar el valor del índice glucémico por la cantidad de carbohidratos contenidos en una porción (en gramos) y luego dividiendo este número por 100. La fórmula sería así: (Valor de índice glucémico x Carbohidratos en gramos por porción) / 100 = Carga glucémica

Para mostrarte cuán importante es la carga glucémica, déjame ofrecerte algunos ejemplos. Algunas pastas de trigo, tienen bajo índice glucémico lo cual podría parecer que sería bueno incluirla en tu plan de bajar de peso por ejemplo, sin embargo la carga glucémica es alta y por este hecho podría sabotear tu plan de bajar de peso. No te preocupes no es tan difícil como parece, pero si te puedo decir que una porción muy grande de alimentos de bajo índice glucémico podría tener una alta carga glucémica. Por ejemplo vas a preparar un jugo con fresas, arándanos y le añades una porción grande de espinacas y por último cerezas, todos son de bajo índice glucémico pero la suma de todos estos le da una alta carga glucémica mayor. Por eso es importante no usar más de dos frutas de bajo índice glucémico en tu jugo o batido.

La Verdad sobre los endulzantes

Los azúcares añadidos en la dieta Americana han crecido exponencialmente desde 1900 para más de 100 por ciento, así también aumentó la frecuencia de sobrepeso y problemas relacionados con el azúcar como insulino resistencia, síndrome metabólico, prediabetes y diabetes tipo 2 e inclusive diabetes gestacional.

Los llamados "sugarless" o azúcares dietéticos surgieron con diferentes denominaciones, como alternativa atractiva para el consumidor, de pronto para ti sea nuevo lo que iré a comentar, este tipo de producto lejos de ofrecer ser una alternativa saludable, ofrece una serie de desventajas para tu salud, resultando peligroso para quien los consume. El uso de endulzantes artificiales no ha disminuido el consumo de azúcar, muy por el contrario parece haber aumentado en 10 por ciento su consumo.

Otra observación es que endulzantes artificiales no han ayudado en la pérdida de peso. En la última década, los americanos son 30% más gordos pese al consumo de endulzantes artificiales. Uno de los endulzantes artificiales, quizás con la mayor cantidad de denuncias es el Aspartame. Este conocido como Equal o NutraSweet, puede eliminar el cromium de tu cuerpo, este mineral juega un papel importante en el metabolismo del azúcar. La insuficiencia de cromiun genera una insulina ineficaz, esto quiere decir que bloquea la acción de insulina y por consecuencia a mayor producción de esta, aumentando la resistencia a la misma y la intolerancia a carbohidratos. El uso de aspartame incrementa el deseo de consumir azúcar, esto es porque la fenilalanina uno de los componentes del aspartame, bloquea la producción de serotonina, un neurotransmisor que envía mensajes de la glándula pineal en el cerebro. Cuando la producción de serotonina del cuerpo está fuera de orden, una multitud de síntomas pueden presentarse partiendo del síndrome premenstrual y la depresión, que podrían resultar como consecuencia. Y lo más importante es que, la serotonina insuficiente causa más ansiedad por el dulce e incrementa la ansiedad por comer. También existen más del 75% de los reportes contra el FDA (Food Drug Administration) asociados al aspartame. No menos de setenta y cinco síntomas diferentes y cinco muertes han sido reportados con relación a su uso. El aspartame destruye las neuronas y está contribuyendo a los desórdenes del sistema nervioso, causando enfermedades como la enfermedad de Alzheimer, que es un tipo de demencia.

Este fue un endulzante de los más consumidos en Estados Unidos, entre los síntomas más comunes fue dolor de cabeza, convulsiones, depresión y aumento de peso. El aspartame conformado de 40% ácido Aspártico, 15% fenilalanina, 10% metanol, actúa como una exotoxina que conduce tus células del cerebro a la muerte, mucha fenil alanina acaba alterando tu fisiología y disminuye tu serotonina y te lleva a depresión, metanol pasa por tu tracto digestivo, pero la unión de metanol y fenilalanina forma un veneno llamado formaldehído y va hacia los tejidos acumulándose y alterando tu información genética y puede causar cáncer prostático y otros tipos de cánceres. Lo increíble es ¿Por qué con toda esta evidencia no salio todavia del mercado? desde que fue creado la información fue manipulada, los ratones del experimento involucrados para la liberación del aspartame en el mercado realizado antes de aprobar este endulzante, murieron de tumores cerebrales en 1977. Pese a esto, en 1983 después de una votación fue aprobado por el FDA, hoy en día hay más de 900 estudios demostrando los efectos adversos del aspartame, migrañas, asma, linfomas, leucemia, esclerosis múltiple, tumores cerebrales, Parkinson, síndrome de irritación intestinal y epilepsia, las células cancerígenas expuestas a Aspartame crecen y se multiplican más. "Brigham and Women's Hospital" de la Universidad de Harvard encontró una asociación entre aspartame y tumores con sangramiento después de 22 años de seguimiento. Descubrieron que quien consume más de 1 soda dietética con aspartame por día tenía más riesgo de mieloma múltiple y linfoma no Hodgkin y leucemia en ambos sexos. La toxicidad del Aspartame es alta muchas veces pasa desapercibido para los doctores y actualmente se encuentra en más de 6000 productos, multi vitaminas, café, batidos, tés y otros productos. Por eso es importante leer los productos que llevas para casa.

Otros endulzantes en el mercado como la sacarina, un derivado del petróleo también es un carcinogénico, esto es que promueve la formación de cáncer en el cuerpo, por esta razón ha sido eliminado del mercado, otros como manitol, sorbitol y starch hidrolizado hidrogenado no son muy recomendados para uso. Clasificados como azúcares alcoholizados, esos endulzantes actúan como laxantes y cuando tomados frecuentemente pueden causar distensión abdominal, dolores abdominales, gases y diarrea. Este tipo de endulzantes artificiales alcohólicos son comunes en chicles, gomas dulces que en su mayoría van a provocar la proliferación de estreptococo mutans que es una bacteria que causa cavidades. Existen relatos de la asociación entre azúcares alcohólicos y estimulación del apetito, así como alergias y adicciones.

Otro de los endulzantes artificiales bastante comercializado y que forma parte de la mayoría de productos para la industria del deporte es el acesulfame potásico, vendido con el nombre de Sunette, está relacionado con casos de cáncer, este es otro que tienes que añadir a tu lista de endulzantes que tienes que evitar.

La explicación a todas estas reacciones es porque simplemente el cuerpo humano no fue diseñado para estos químicos que no son naturales, usando estos probablemente causen más daño que usando la propia azúcar.

En 2014 salió una revisión del eritritol, uno de los ingredientes de la truvia, los cientificos descubrieron en un proyecto que comenzó en una escuela de secundaria que este compuesto era un veneno para eliminar las moscas de las frutas, este componente que fue aprobado en 2001 por la FDA como un aditivo a las comidas, mostró antes de su autorización ser bien tolerado en humanos, según el FDA este insecticida podría no ser tóxico para humanos. En este proyecto de niños de secundaria fueron evaluados endulzantes artificiales como Truvia, Splenda, Equal, Sweet'N Low. La conclusión del estudio fue que las moscas que comen comida sin truvia viven entre 38 y 51 días, pero el promedio de vida de las moscas que comieron comida con truvia fue de solamente 5.8 días. La siguiente parte del estudio fue determinar qué parte de la truvia causaba los efectos tóxicos, luego se observó que con eritritol las moscas morían en una semana. Con los otros aditivos duraban más tiempo hasta dos semanas. Los investigadores querían saber luego qué cantidad qué era necesaria para matar las moscas y se determinó que con 2.4 gramos en 10 mililitros de agua, las moscas morían en dos días. Los investigadores no sabían cómo exactamente el eritritol elimina las moscas, otros estudios demostraron que este componente puede inhibir la capacidad de absorber nutrientes y agua y su capacidad para moverse. Más estudios serían necesarios para determinar si este componente es tóxico para otros insectos. Estos resultados de la Universidad de Drexel han sido publicados como un estudio en la revista de ciencia de "PLOS One".

PARTE III

Adicción: ¿Sabes si eres adicto?

Adicción: Sabes si eres adicto?

El término adicción proviene del latín addictus que era el deudor insolvente que por falta de pago, era entregado como esclavo a su acreedor, se podría definir también como una búsqueda patológica del cerebro por alguna recompensa o alivio a través del uso de una sustancia u otras conductas. Es también un intento de mitigar una tristeza o sanar un dolor, pero es un intento frustrado, sin resultados, solo que quien padece de alguna adicción no lo reconoce así y en su búsqueda de mejora, continúa en este ciclo vicioso que lo lleva a ser más infeliz y decepcionado porque estos momentos de placer o de escape se acortan cada vez más y así requieren mayor cantidad de la sustancia y también porque ahora tiene que lidiar no solo con lo que lo llevó a esa condición, que cada vez que pasa el efecto de la sustancia lo conduce al punto de partida, sino también con las complicaciones de la adicción y con los síntomas que presenta en sus intentos de poder liberarse de ella.

Más de un tercio de las calorías que consumimos vienen del azúcar y harinas blancas procesadas. Nuestros cuerpos no fueron diseñados para soportar grandes cargas de estos componentes, cuando consumes grandes cantidades de estos productos y de momento disminuyes el consumo, vas a sentirte cansado, puedes experimentar síntomas como dolor de cabeza y vas a recurrir a los mismos, buscando la sensación de placer que te generan estos productos. El azúcar tiene los mismos receptores en el cerebro que la cocaína. Esto es porque en su formulación química le falta solo un componente para ser igual que la misma, además ella produce la liberación de una hormona que es la serotonina precursor de la dopamina, hormona llamada también de la felicidad, las personas que se encuentran adictas al azúcar buscan esta sensación de alegría, lamentablemente estos receptores disminuyen y por tanto se va requerir cada vez mayores cantidades de azúcar para producir este placer. Luego esta persona es adicta, buscando cada vez mayores cantidades de azúcar para estar felices.

El Dr. Jacob Teitelbaum en su libro "Beat Sugar Addiction Now" considera importante que cuando existe una adicción nunca se deberá alejar a la persona de lo que le causa adicción, sin sustituir este elemento por otro alimento que le cause el mismo placer. El Dr. Jacob tiene una clasificación interesante para la adicción del azúcar y dependiendo del tipo de adicción se define el tratamiento.

Tipo 1 Está caracterizado por cansancio crónico y adicción a bebidas azucaradas y especialmente al café.

Cuestionario para saber si estas en este grupo.

Síntomas	Puntos
¿Te sientes cansado todo el tiempo?	20 puntos
Necesita café para poder tener energía en la mañana?	10 puntos
Cuál es el promedio del número de onzas de café cafeinado o soda o bebidas energéticas que tu bebes diariamente?	2 puntos por cada onza
Tú tienes repetidos antojos de cafeína para tener energía a través del día?	25 puntos

Estás ganando peso? O teniendo problemas para perder peso?
1 punto por cada dos libras que ganó sobre los pasados 3 años
Total de Puntos

Score

0-40:	No eres de este grupo, ningún problema
41-70:	Los consejos siguientes te ayudarán a restaurar tu producción de energía
Sobre 70:	Tú eres un adicto al azúcar y al café. Necesitas aprender a restaurar tu producción de energía naturalmente.

Para este grupo el Dr. Teitelbaum recomienda el protocolo "SHINE" Siglas en inglés: "Sleep, hormonal support, infections, nutritional support and Exercise"; dormir bien, soporte hormonal, tratar infecciones, soporte nutricional y ejercicio.

Es importante que entiendas bien y definas si eres un adicto o bien a la comida o al azúcar. Sabías que la mayor causa de obesidad es adicción a la comida. Tengo estas preguntas que te ayudarán a saber si eres adicto a la comida:

1. ¿Comes lo mismo, aunque no tengas hambre?
2. ¿Estás preocupado por tratar de disminuir la ingesta de algo que comes que te causa sensación de bienestar?
3. ¿En lugar de disfrutar con amigos y familia prefieres comer lo que te agrada para sentirte mejor?
4. ¿Te sientes fatigado?
5. ¿Necesitas más de la comida o del alimento o sustancia para disminuir emociones negativas?
6. ¿Si no ingieres el alimento te causa estrés y además afecta tu rutina diaria?

Si tu respuesta es SÍ a la mayoría, puedes considerarte un adicto a la comida.

El soporte nutricional incrementa la energía, nosotros no necesitamos azúcar y cafeína para mejorar la energía, solo mejorar la alimentación, el sueño y el ejercicio.

En vez de bebidas energéticas optimizar el soporte nutricional con un buen multivitamínico.

Dos estudios realizados por el equipo del Dr. Jacob mostraron que la ribosa que irónicamente es un azúcar fabricado por todas las células de nuestro organismo, es un componente esencial de importantes moléculas biológicas como la adenosina trifosfato ATP que es el suministro de energía para la célula y a diferencia del azúcar refinado esta es considerada saludable, incrementa la energía en 45 a 60% después de 3 semanas. Pese a que es producida por las células del cuerpo, investigaciones han demostrado que la administración de ribosa es efectiva en el tratamiento de enfermedades cardiacas, mialgias y otras. Es recomendable también suplementar con Iodine para mejorar la función tiroidea de este tipo de pacientes, la dosis seria de 6.25 a 12.5 mg diariamente. Otro suplemento es el Omega 3 del salmón que mejora la función celular.

Tipo 2 El que se encaja en este grupo siente una necesidad intensa de consumir azúcar "Aliméntame ahora o yo te mato".

Irritable cuando hambriento y bajo estrés: caracterizado por fatiga de la glándula adrenal.

Responde este cuestionario para saber si estas en este grupo:

Síntomas	Puntos
¿Estas tu muy irritable cuando estás hambriento?	35 puntos
¿Sientes que tienes que comer o te sientes morir?	
¿Tu vida es una crisis para ti?	15 puntos
¿Disfrutas de la energía en pico que tú sientes cuando tu estas en crisis?	15 puntos

Total de Puntos

Score

0-24:	Tu estas en el tipo B paciente con glándulas adrenales saludables
25-34:	Estas desarrollando tempranos estadíos de fatiga adrenal.
35-65:	Sugiere moderada fatiga adrenal y tu cuerpo está llorando por ayuda.

El tratamiento de este grupo sería incrementar el agua y la ingesta de sal, a menos que tengas presión arterial elevada o falla cardiaca. Una dieta alta en proteína y baja de azúcar.

La vida no es una crisis. Estabiliza las glándulas adrenales: Soporte Natural con raíz de regaliz, ashwagandha la cual también estabiliza la función tiroidea Vitamina B5, Vitamina C y las glándulas adrenales se recuperarán fácilmente.

Tipo 3 Sufres de congestión nasal, sinusitis, colon espástico, síndrome de intestino irritable causado por hongos y sobrecrecimiento de cándida.

Si quieres saber si estas en este grupo, responde las siguientes preguntas

Síntomas	Puntos
¿Tienes congestión nasal crónica o sinusitis?	50
¿Tienes colon espástico o intestino irritable? (gases, distensión, diarrea y constipación)	50
¿Has tomado antibióticos por algún tipo de infección por más de dos meses consecutivos o por corto tiempo más de tres veces en un periodo de 12 meses?	20
¿Has tratado con antibiótico acné por 1 mes o más?	50
Has tenido infección por hongos, pie de atleta o infección de uñas o piel con dificultad para tratar?	20
¿Sufres de secreción post nasal o dolor de garganta?	20
¿Tienes alergia a comidas?	20

Total de puntos

Score
50 o más de 50 puntos probablemente tienes sobrecrecimiento de cándida de hongos.

Se recomienda tratar el crecimiento de cándida: Evitando el azúcar, tomando probióticos y prescribiendo antifúngico tanto medicina natural como alopática.

Tipo 4: Deprimido y con antojos de carbohidratos

Es el paciente que tiene deficiencias hormonales: Ansiedad por el azúcar causado por menstruación. Menopausia o andropausia.

Para la mujer sería el siguiente cuestionario

Síntomas	Puntos
¿Has sido sometida a cirugía de ovario o histerectomía?	30
¿Ha disminuido tu lubricación vaginal?	25
¿Ha disminuido tu libido sexual?	15
¿En la semana antes o alrededor de tu periodo notas Insomnio?	15
¿Dolores de cabeza?	15
¿Fatiga?	15
¿Calores o sudoraciones?	20
Total	

Para el hombre sería el siguiente cuestionario

Síntoma	Puntos
¿Ha disminuido tu libido sexual?	20
¿Ha disminuido tu erección?	20
¿Tienes hipertensión arterial?	20
¿Tienes colesterol elevado?	20
¿Tienes diabetes?	20
¿Estas en sobrepeso o tienes aumento de tu cintura?	20
Total	

Score para la mujer: Si tu score es 30 o más alto probablemente tienes muchos síntomas de deficiencia de estrógenos y progesterona.

Score para el hombre: Si tu score es 50 o más alto, estos resultados pueden ser resultado de un inadecuado nivel de testosterona, aun si tu exámen de glucosa sanguínea es normal.

El tratamiento estará enfocado a reposición con fitoestrógenos en el caso de las mujeres, un buen alimento edamame una mano cada día sería lo indicado. Otro producto sería el cohosh negro. En síndrome peri menopáusico se recomienda vitamina B6 200 mg/día, magnesio 200-400 mg/noche, primrose o aceite de borage 3000 mg por día por 3 meses y la maca en polvo o cápsulas resulta ser un buen adaptógeno hormonal.

A largo plazo la adicción va producir consecuencias que incluye:

Síndrome de fatiga crónica y fibromialgia, dolor de muchos tipos, disminución del sistema inmune, sinusitis crónica, síndrome de intestino irritable y colon espástico, enfermedades autoinmunes, cáncer, síndrome metabólico con colesterol alto e hipertensión, enfermedades cardiacas, problemas hormonales, esquizofrenia, cándida e infestaciones por hongos, déficit de atención.

También es importante mencionar que bajos niveles de azúcar en quien tiene adicción van a condicionar señales dependientes de una liberación elevada de adrenalina y comportamientos de adicción al azúcar como ansiedad e irritabilidad.

¿Tienes espíritu de hormiga?

Como saber si eres adicto al dulce sabor, este villano que se ha convertido casi en el cuarto grupo alimenticio en este siglo, existe el grupo de los carbohidratos, las grasas y las proteínas y por últimos nos inventaron este otro que es el grupo de los azúcares, enmascarada y camuflada en miles de productos que salen al mercado, adoptando distintas identidades, con etiquetas falsas que dicen sin "azúcares añadida' o "solo azúcares naturales", pues no son nada más que disfraces, lee la innúmera lista de ingredientes y podrás encontrar algunas de las denominaciones que el azúcar tiene, claro muchas no las conoces y piensas que es un ingrediente diferente. Al final del libro verás una lista con nombres que te ayudará a desenmascarar la villana en tus productos. Ahora bien cómo saber si eres un adicto, han pasado por tu cabeza preguntas como; porque te maravillas con alimentos dulces? el chocolate está presente en tu vida más de lo que esperas? sientes que pasas la mayor parte del tiempo buscando productos dulces en casa?, cuando ves el carrito de compras te das cuenta que hay un gran número de productos dulces? cuando no tienes dulces te sientes irritado? bueno estoy curiosa por saber todas estas respuestas, pero antes definamos que quiere decir adicción, conforme la Asociación Americana de Psiquiatría el término adicción es usado para definir los siguientes puntos:

1. Si tomas alguna substancia o haces uso de alguna sustancia en grandes cantidades y por largo tiempo.

Esto es por ejemplo cuando solo ves dulces en el armario de la cocina, en el carro, en tu dormitorio, en la oficina de tu trabajo siempre tienes un lugar cerca de ti donde los guardas y los tienes como una salvación a tu humor, a tu estrés, a tu infelicidad, tratas de llenar un vacío, pero no lo identificas así. Buscas los días festivos y no festivos para comprar aquella torta dulce o para preparar aquel dulce delicioso que vistes en la tienda o en los medios sociales.

2. Hay un persistente deseo o intentos frustrados de cortar el uso, pero no puedes hacerlo.

Ves que aumentaste de peso o que tu esposo o amiga no discreta te dice, "te veo más gordito o gordita" o de pronto tienes una fiesta y quisiste ponerte el vestido que compraste el año pasado y que es una maravilla, por lo menos el año pasado lo era en tu cuerpo y ahora no entra en ti, entonces paras y piensas aumente voy a parar esta semana de comer dulce y te das cuenta que conseguiste parar algunas horas porque después que llegaste del trabajo tu esposo apareció en casa con una caja de alfajores que ganó de un amigo y que hacía años que tú no comías, no resistes claro y los comes, dijiste uno pero al final ves que comiste más que los demás y te dices a ti misma, mañana comienzo hoy ya es tarde a la noche esto me iba dejar más feliz para irme a dormir tranquila. Al día siguiente te levantas y te dices a ti misma, hoy comienzo mi propósito, te sientes feliz, tomas un desayuno saludable, te vas a la oficina, llegas al trabajo y un amigo pasa con el café pronto para que lo tomes, tú sabes que él lo prepara en el punto que te gusta, activas tu mente hormiga y piensas en lo dulce que está, pero claro te dices a ti misma esto no es contado porque al final no es un chocolate o un pedazo de torta o una dona, así que no cuenta, llega el almuerzo y piensas orgullosa (o) de ti misma ya pasaron 6 horas estoy bien sin el dulce, estoy consiguiendo, te vas a comer a la cafetería del trabajo, ves las ensaladas se ven deliciosas, luego ves las papas en puré con aquel "sweet gravy" que adoras. Te sirves por supuesto, las batatas, el "gravy" y la ensalada y sigues feliz porque hasta ahora estas cumpliendo lo que te prometiste hacer, luego llegas en casa y tu niño te trae los chocolates que la escuela le mandó a vender y piensas que lo lograste, pasaste el día entero sin dulce luego te sientes feliz compras un chocolate de tu niño y comes la mitad y dices que te lo mereces, a la noche tu esposo trae una pizza.

Descansas y ves que te comportaste bien hoy. Bueno sobre nuestro personaje, ¿creen ustedes que ella consiguió?, yo les respondo que no, todo el día paso comiendo dulce, todos los carbohidratos entran como azúcares en nuestro cuerpo, ella no consigue parar de comer esta substancia llamada azúcar.

3. Gastas la mayor parte del tiempo buscando, usando o recuperándote de los efectos del uso.

En el ejemplo anterior nuestro personaje pareciera que ella no los busca, pero ella tiene opción de decidir, en el almuerzo podría haber sido una ensalada y una proteína animal o granos completos por ejemplo quinua, pero ella escogió batatas con "sweet gravy', a la noche podría haber hecho una sopa. Al día siguiente ella se levantó cansada, estaba más cansada de lo habitual. ¿Qué sucedió? Ella, si bien es cierto comió dulces, la cantidad de estos había disminuido. Normalmente ella comía chocolates que tenía en el escritorio y tomaba 4 coca colas al día mientras trabajaba y tres tazas de café, esto es, su insulina esta super alta la mayor parte de los días. Por haber comido "menos dulces" de lo que acostumbraba, su insulina circulante era mucho mayor de lo habitual, porque no había sido utilizada. Cuando se levantó de la cama ella estaba hipoglucemia (baja azúcar en sangre), llamó al esposo porque estaba sudando frío y se encontraba mareada, el esposo pensó que era la presión arterial, ella toma un beta bloqueador para controlarla (antihipertensivo), el esposo le pregunta si lo había tomado, ella le responde que no todavía, ella se los toma siempre por la mañana, así que el esposo se los da. Los beta bloqueadores son medicamentos que hacen que tus células sean menos sensible a la insulina, piensa conmigo, nuestro personaje siempre acostumbrada a manejar altos niveles de insulina, las células de su cuerpo siempre acostumbradas a ver mucha insulina circulando, llega un momento en que estas ya no responden a la misma y comienzas un fenómeno que se llama de resistencia insulínica, los beta bloqueadores incrementan esta resistencia porque hacen que tus células sean menos sensibles, ciertamente este fenómeno no se da en una toma sola y si en un uso continuo, además de disminuir tu tasa metabólica y engordar. Nuestro personaje le dice al esposo que no va al trabajo y llama al trabajo para disculparse, estas crisis pueden ser muy frecuentes hasta que ella descubra que realmente está sucediendo con ella y trate realmente de revertir la situación.

4. Sufres de frecuente intoxicación o de los efectos de tolerancia esto es cuando paras de usar y tu cuerpo reacciona con síntomas pidiendo para que uses la sustancia, que interfiere con tus responsabilidades.

Volviendo a nuestro personaje se quedó en casa, está sola, mejoró pero tiene hambre, esta frustrada por haber perdido un día de trabajo y se sintió "depre", decide ir al canto de felicidad de su casa donde guarda sus dulces favoritos, precisaba elevar su serotonina, activar su centro de placer para poderse sentir mejor, increíble para ella fue instantáneo, se sintió mucho mejor, rápidamente tuvo ganas de limpiar la casa entera, luego de momento cayó en el sofá y el efecto de euforia pasó, se sintió cansada con hambre y percibió que había comido bien pocas horas atrás pero sentía hambre, de nuevo que sucedió; ella llevó su glucosa hacia arriba, la euforia duró poco porque así igual la insulina subió en pico hacia arriba también y en la secuencia su glucosa cayo.

5. Hay una disminución de actividades de nivel social y recreacional debido al uso.

Nuestro personaje pasaba el tiempo pensando que quería salir de este vicio por el dulce pero que se estaba dando cuenta que no podia. Percibió que amigos y familiares que sabían que le gustaba el dulce la convidaban en su casa y la atendían con una torta dulce de las favoritas de ella, un pastel de manzana que le encantaba o sus alfajores favoritos, así que ella comenzó a evitar de ir para estas casas, comenzó a aislarse.

6. Existe un uso continuo pese a las consecuencias del uso.

Sin embargo para ella era difícil se deshacer de su canto de felicidad, claro que solo ella sabía de este lugar porque le incomodaba que los hijos se comieran sus dulces y que ella se quedara sin nada, así que se levantaba en la madrugada o buscaba un momento que estuvieran distraídos para correr a ese escondite y comer lo que le daba placer y alegria.

7. Hay un marcado aumento de tolerancia.

Nuestra personaje se comenzó a dar cuenta que la cantidad que comía usualmente ya no era suficiente para dejarla feliz así que comenzó a aumentar la cantidad y las compras, luego comenzó a ver que precisaba pedirle al esposo más dinero para comprar supermercado por causa de sus gusticos.

8. Hay síntomas que se desencadenan cuando paras de usar.

El esposo de nuestro personaje estaba viendo que se gastaba mucho dinero en las compras habituales y no veía nada en la refrigeradora, así que decidió hacer las compras. Nuestro personaje ya no podía comprar tanto como antes y comenzó a cambiar su humor estaba más irritada, con el esposo, con los niños, tenía momentos de llanto y se sentía con sueño la mayor parte del tiempo, aumento de peso y si antes estaba en sobrepeso ahora estaba obesa, que sucedió ? ya estaba con resistencia a insulina por consecuencia también resistencia a una hormona que se llama leptina que es la que te dice que tienes que parar de comer porque estás satisfecha, por otro lado el estrés generado por la falta del sabor dulce aumentó su cortisol hormona del estrés causando que también aumentase la resistencia a la insulina haciendo que su cuerpo comenzase a producir grasa, se transformó en un gran almacén de grasa el cortisol alto y su vida sedentaria hizo que su masa muscular disminuya y que su porcentaje de grasa aumentase.

9. Tienes que usar la sustancia para evitar incómodos síntomas que suceden después de que paras el uso.

Nuestra personaje no quería sentirse cansada ni infeliz, ya había llegado a un punto que si le molestaba estar gorda pero le molestaba más estar irritada y de mal humor, "no quiero ser una gorda infeliz" si ya soy gorda quiero estar feliz siempre por lo menos eso, ella tampoco dormía bien y se levantaba cansada y continuaba aumentando de peso, además había comenzado a sentir dolores articulares en rodillas y tobillos. Claro está que si no duermes bien tampoco tienes mucha energía, además precisamos dormir bien para producir la hormona de crecimiento que es una hormona que nos hace ver más jóvenes y además que ayuda a construir masa muscular, con esta hormona baja aparecen enfermedades articulares y dolores, así que aumentó sus horas de trabajo en la oficina para poder comprar sus goodies y así ella no tendría problemas con el esposo porque estuviera aportando con lo mismo en casa y con el dinero extra llenaría los carritos de supermercado con sus goodies favoritos.

Nuestra personaje entró en un círculo vicioso que sin darse cuenta podría costarle la vida, si la vida, este era el principio del fin, el 70% de enfermedades metabólicas comienzan así, luego este síndrome metabólico establecido rápidamente la convertiría en una candidata a infarto del miocardio o a un accidente cerebrovascular, la relación entre síndrome metabólico y estas dos fatalidades es en 90%, si tú crees que no es tan grave te diré lo siguiente, cuando se da un infarto estamos hablando de células muertas, esto es células de tu corazón y de tu cerebro mueren y el territorio que abarca puede ser pequeño o grande pero te va traer consecuencias por toda la vida, ya no las reviertes, imagínate estar impedido de mover la mitad de tu cuerpo o de no poder hablar o ver por causa de un infarto en el cerebro, y en el caso del corazón de pronto precisar toda tu vida medicamentos, o quizás precisar de oxígeno, o limitar tus actividades por causa del cansancio generado por un corazón comprometido. En fin, esta secuencia de fatalidades puede ser evitada.

Ciertamente les puedo decir que dependiendo de tu personalidad puedes tener una sensibilidad mayor para el dulce, bajas serotoninas, bajas endorfinas pueden hacerte más sensible para buscar este elemento. Mas como te explique tu eres el que se conoce mejor, si tienes fatiga emocional, sentimientos como de irritabilidad, baja tolerancia al estrés, fragilidad emocional etc., todo eso está en tu auto control, yo no puedo trabajar en tu mente pero tú sí puedes.

Tengo un cuestionario que te puede ayudar a saber si eres adicto al azúcar

1. Comer dulces te hace sentir mejor cuando estas de mal humor?
   a. Siempre
   b. A veces
   c. Nunca

2. Comer carbohidratos almidonados te hace sentir mejor cuando estas de mal humor?
   a. Siempre
   b. A veces
   c. Nunca

3. Alguna vez te has sentido culpable por la cantidad de carbohidratos almidonados o dulces que comes?
   a. Siempre
   b. A veces
   c. Nunca

4. Alguna vez has intentado reducir la cantidad de azúcar que consumes?
   a. Siempre
   b. A veces
   c. Nunca

5. Alguna vez has intentado reducir la cantidad de carbohidratos que ingieres sin lograrlo?
   a. Siempre
   b. A veces
   c. Nunca

6. Eres incapaz de celebrar un cumpleaños o cualquier otra fecha importante sin comer algo dulce?
   a. Siempre
   b. A veces
   c. Nunca

7. Escondes o niegas los dulces que comes?
   a. Siempre
   b. A veces

c. Nunca

8. Piensas en comer azúcar o postres incluso cuando no tienes hambre?
   a. Siempre
   b. A veces
   c. Nunca

9. ¿Te resulta imposible sobrevivir sin azúcar en el café, una bebida azucarada o energizante durante el día?
   a. Siempre
   b. A veces
   c. Nunca

10. Se te agota la energía a las tres de la tarde todos los días y buscas alguna bebida o comida dulce para despertar?
    a. Siempre
    b. A veces
    c. Nunca

¿Para calcular tus respuestas, tenemos que ver cómo respondiste?

Mayoría de A Eres un adicto :(No te preocupes tiene solución.

Mayoría de B Estás a medio camino, aunque tienes grandes oportunidades de mejoría. Así que vamos a empezar. ;) luego te sentirás mejor

Mayoría de C Es raro que se te antoje el azúcar, fabuloso :), ahora a seguir todas las orientaciones del libro para que te sientas siempre saludable.

Los Carbohidratos y la adicción al Azúcar

Cuando las personas sienten ansiedad por comer carbohidratos procesados, no saben que esta ansiedad es por el contenido de azúcar que hay en estos que es tan alto que rápidamente elevan la glucosa y la insulina, alcanzando ambas un pico muy alto en apenas pocas horas. Tu cerebro tiene receptores opioides que son estimulados, activando el centro del placer liberando endorfinas, lo mismo sucede con el ejercicio, tienes así dos caminos: o te decides por sumergirte en los carbohidratos de alto índice glucémico o en el ejercicio. Este efecto opioide y nuestra inclinación por estos ha sido estudiado por la Universidad de Johns Hopkins, durante tres días los niños fueron observados con relación a su respuesta al azúcar, cuando los bebés lloraban se les daba algo dulce, como agua con azúcar, inmediatamente paraban de llorar, a diferencia de cuando se les daba agua sola. Los carbohidratos de alto índice glicémico funcionan igual con la misma respuesta o efecto calmante fisiológico de liberar serotonina en el cerebro. Cuando el nivel de serotonina en el cerebro se incrementa después de que comes dulce o un almidón refinado, tú experimentas en el tiempo de 20 a 30 minutos una mejora emocional significativa. Esto también suprime tu apetito, mejorando tu humor, ayudándote a relajar, mejorando tu sueño y generando una sensación de bienestar temporal, mientras tanto tu cuerpo se está programando para convertirse en un almacén de grasa. Algo que tienes que fijar en la mente es que *los carbohidratos buenos son los de bajo índice glicémico, no refinados, granos no procesados, vegetales, frutas y legumbres;* y cuando combinados con la correcta porción de grasas y proteínas, los carbohidratos te suministran energía, calman tu humor, te dan saciedad y también te podrían ayudar en tu plan de bajar de peso.

Complicaciones de tu adicción al Azúcar

Más de un tercio de las calorías que consumimos vienen del azúcar y harinas blancas procesadas. Nuestros cuerpos no fueron diseñados para soportar grandes cargas de estos componentes, cuando tú te acostumbras a consumir grandes cantidades de estos productos y de momento disminuyes el consumo de una hora para otra, vas a sentirte cansado, puedes experimentar síntomas como dolor de cabeza y vas a recurrir a los mismos, buscando la sensación de placer que te generaban estos productos. Esto se entiende mejor cuando te enteras también que el azúcar tiene los mismos receptores en el cerebro que la cocaína. Esto es porque en su formulación química le falta solo un componente para ser igual que la misma, además ella produce la liberación de una hormona que es la serotonina precursor de la dopamina hormona llamada también de la felicidad, las personas que se encuentran adictas al azúcar buscan esta sensación de alegría, lamentablemente estos receptores disminuyen y por tanto se va requerir cada vez mayores cantidades de azúcar para producir este placer. Luego esta persona es adicta, buscando cada vez mayores cantidades de azúcar para estar feliz.

A largo plazo la adicción va producir consecuencias que incluye

Síndrome de fatiga crónica y enfermedades como la fibromialgia.

Dolor de muchos tipos.

Disminución del sistema inmune.

Sinusitis crónica.

Síndrome de intestino irritable y colon espástico.

Enfermedades autoinmunes.

Cáncer.

Síndrome metabólico con colesterol alto e hipertensión.

Enfermedades cardiacas.
Problemas hormonales.
Esquizofrenia.
Cándida e infestaciones por hongos.
Déficit de atención.

También es importante mencionar que bajos niveles de azúcar van a condicionar señales dependientes de una liberación elevada de adrenalina y comportamientos de adicción al azúcar como ansiedad e irritabilidad.

Parte IV

Nuestros Niños víctimas de la Industria

Nuestros Niños víctimas de la Industria

Niños generalmente consumen menos calorías que adultos, sin embargo, el mercadeo y la industria alimentaria se ha direccionado a ellos, bombardeando los supermercados de productos como sodas, cereales con coberturas de azúcar, jugos de fruta con endulzantes artificiales o con el no menos conocido jarabe de maíz alto en fructosa. Nuestro enfoque deberá ser siempre buscar calorías de calidad más que la cantidad de calorías.

Por eso que es importante que en la infancia, los padres nos esforcemos y nos involucremos en la alimentación de nuestros hijos, estableciendo reglas en la mesa de lo que se ha de cocinar y comer, de otra forma vamos a perder la batalla, antes siquiera de haberla comenzado. Algo importante en el caso de los niños es no enfocarse en el peso porque esto podría ser predictor de conductas obsesivas en el futuro, y si enfocarnos en selecciones saludables, recordando que esto es una realidad, el 72% de los niños comen influenciados por sus padres, por eso es importante también conocer nuestros hijos, determinar si ellos son fácilmente influenciados por los demás si fuera ese el caso, corresponde a nosotros limitar amistades con niños que no siguen un patrón de alimentación saludable, por lo menos durante el tiempo que él adquiere nuevos hábitos de alimentación y comienzas a ver progresos y definición de padrones de comportamiento y dominio. En el caso de los niños el problema comienza con las bebidas azucaradas, sodas y bebidas energéticas de deporte, conforme las investigaciones del Departamento de Agricultura de los Estados Unidos y el Departamento de Salud y de Servicios Humanos. La Organización Mundial de la Salud recomienda que la primera medida a seguir es disminuir el consumo de estas bebidas. El promedio de azúcar que un niño consume en una soda es alrededor de 7 y media cucharaditas de té de azúcar esto es más o menos 30 gramos de azúcar. También tenemos que considerar en este grupo la leche con dulce y los jugos de fruta, piensa un poco conmigo. Imagina por un momento, si transfieres este cálculo por año, podrás ver la alta cantidad de azúcar multiplicado por los 365 días que tiene un año, que casi se consume 56 tazas, alrededor de 11 kilos de azucar. Este calculo es alarmante, si pensamos que solo es de bebidas.

A todo esto, es importante que nos acostumbremos a leer la composición, así como los ingredientes de los productos, balancear y servir comidas saludables, no ofrecerles soda ni bebidas azucaradas o cereales azucarados y requerir más recursos de azúcar natural como frutas completas las cuales ofrecen un gran valor nutricional. Hay que recordar que el desayuno sigue siendo el principal alimento y que tiene que consistir en buen recurso de proteína y grasa saludable, por citar un ejemplo una buena opción de mañana son los huevos con vegetales, 1 tostada integral, otra opción puede ser un yogurt con frutas o avena con frutas y canela, le puedes adicionar semillas o granola natural hecha en casa a los yogures y a la leche de almendras, los batidos de frutas con vegetales son un gran aliado y así por citar algunos ejemplos. Recordar que son importantes los snacks entre comidas. Asi evitaran que ellos hagan la selección por su cuenta, previniendo las oscilaciones del azúcar entre altos y bajos, además ofreces los requerimientos diarios de micronutrientes y evitaras el hambre extremo en la próxima comida, una composición de un snack saludable para adictos al azúcar deberá incluir una combinación de dos ítems: fruta más proteína o grano completo más proteína o vegetal más proteína, distraerlos cuando quieran comer algo dulce, ofrecerles agua durante el día pero no junto con las comidas, muchas de las veces que sentimos hambre es más por sed que por necesidad de alimento. Es importante incentivarlos a investigar y curiosear acerca de los sabores, muchas veces ellos no gustan de algo por la apariencia o el color, la forma en que les presentemos los alimentos siempre hace una grande diferencia.

La Universidad de California ha realizado varios estudios con relación a este problema, un endocrinólogo y autor de varios best seller, Dr. Robert Lustig, confirma su controversial argumento que no todas las calorías son iguales y que el azúcar es potencialmente pernicioso. Un estudio publicado por este médico en Octubre 26 en la revista "Obesity" describe qué azúcares escondidos, están desproporcionadamente conduciendo la obesidad epidemia global. En este mismo estudio el confirma que el azúcar, no comidas con el mismo número de calorías, puede causar factores de riesgo como niveles de presión arterial elevada, niveles altos de colesterol incrementando el riesgo para los niños de desarrollar enfermedades cardiacas y diabetes. En este estudio, Lustig y su equipo de investigadores añaden azúcares y alimentos ricos en almidón, en las dietas de 43 niños con sobrepeso entre las edades de 9 años y 18 años. Los niños comían el mismo número de calorías, pero el monto de azúcares extras que ellos consumían caía dramáticamente, de 27% de su ingesta total de calorías diaria a 10%. Los niños comían papas fritas en lugar de pasteles y hot dog en lugar de pollo al teriyaki con salsa dulce. Por el día 10 del estudio, el promedio de LDL colesterol no saludable cayó por 10%, el promedio de su presión diastólica cayó por 5 puntos y el nivel de triglicéridos cayó por un promedio de 33 puntos. El nivel de azúcar sanguínea e insulina mejoró también. El equipo del Dr. Lustig estudio hechos que nosotros ya conocemos intuitivamente, como el que la mayoría de Americanos consumen más azúcar de lo que debería consumir y como el que el promedio toma el 16% de sus calorías en forma de azúcares escondidos, esto también fue establecido en el Consenso de Nutrición más reciente. Un ejemplo de esto son los restaurantes de comida rápida o su traducción en inglés para nosotros que gustamos de americanizar todo "Fast Food".

Los síntomas que puede presentar el niño son importantes y pueden ser vitales para identificar el cuadro y dar el tratamiento. Así tenemos que los síntomas que se pueden presentar van a depender de los niveles de glucosa que ellos experimenten. Y podemos clasificarlos así, en síntomas de baja azúcar sanguínea o de hipoglucemia y los síntomas asociados a altos niveles de insulina, como: Dolores abdominales, severo desespero por el dulce, temblores, alteraciones de humor, deficiencia de aprendizaje y desórdenes de comportamiento, nerviosismo, sudores, color pálido o gris de la piel, dolores de cabeza, mareos, somnolencia, confusión, dificultad de hablar, ansiedad, debilidad, visión borrosa, inconsciencia y convulsiones cuando es severa. Los síntomas de alta azúcar sanguínea, posiblemente diabetes puede incluir los siguientes: Incremento de diuresis, o aumento de la frecuencia de orinar, incremento de sed, hiperpigmentación del cuello y piel de zonas flexoras, hipertensión, aumento del apetito, cansancio, dificultad para cicatrizar heridas, infecciones frecuentes, visión borrosa, considerar también que algunos niños no presentan síntomas con el aumento de la glucosa o con la azucar alta.

Estamos viviendo una pandemia, según NHANES por sus siglas en inglés "Encuesta Nacional de Salud y Nutrición", más del 30% de niños en los Estados Unidos son obesos. La realidad en México no es muy diferente, 35% de niños y adolescentes tienen sobrepeso y obesidad, siendo que las defunciones por diabetes pasaron de 98 mil 500 en 2015 a 105 mil en 2016, en un año hubo un aumento de siete mil muertes. México podría ser el país con más alta prevalencia entre adultos y niños, seguido por Turquía con 12.8%, Brasil con 10.8% y Colombia con 10.4%. Junto con la obesidad y sobrepeso que afecta a cuatro millones 249 mil 217 niños y niñas de entre cinco y 11 años de edad, a cinco millones 109 mil 420 adolescentes de 12 a 19 años y incluso niños de apenas un año ya tienen este problema; la incidencia de hipertensión, diabetes, cáncer y alteraciones del colesterol son otras epidemias consideradas en estos países.

Nuevos estudios publicados han sugerido que la diabetes es la tercera causa de muerte y los diabéticos tienen una tasa de mortalidad 90% más alta que las personas que no sufren este mal.

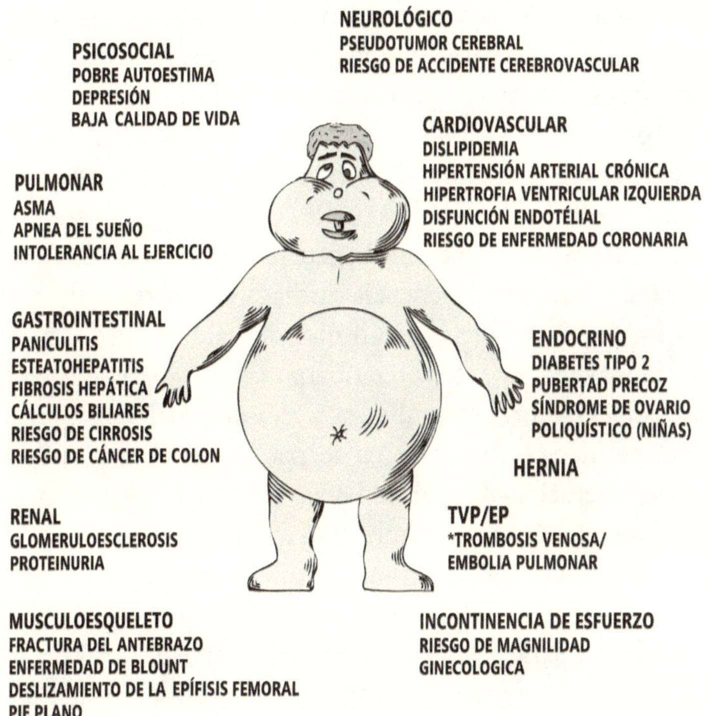

Cómo funcionan las demás hormonas frente al azúcar

¿Recuerdas a Nuria y el estrés y ansiedad que manejaba dia a día? Bueno, te cuento que cuando nos estresamos debemos interesarnos por dos hormonas principalmente una el cortisol y la epinefrina, no solo estamos hablando de casos como Nuria sino también de personas aparentemente calmas, sin grandes problemas pero a veces tienen un momento en el día en que se inquietan como correr para la cita del médico, almorzar de pie porque piensa que toma mucho tiempo estar sentado, una emergencia que se presentó en la casa y otros eventos similares, personas que tienen una agenda de trabajo muy ocupada, personas que viajan constantemente así sean viajes de placer, tengo pacientes que piensan que no tienen estrés pero cuando comienzo a preguntar puedo ver que sí. En verdad todos enfrentamos estos momentos cortos de estrés por alguna razón hablamos de aquellos picos que generamos en nuestro día a día, entonces se dispara la epinefrina hacia arriba, aumentando nuestra frecuencia cardiaca y nuestra respiración, esto es casi inmediato, por otro lado está el cortisol, este trabaja más lentamente, sin embargo cuando permanecemos estresados, el cortisol comienza a causar problemas para tu salud, comienza a elevarse en forma constante causando al cuerpo liberación de azúcar hacia la corriente sanguínea a partir del glucógeno. Cuando el glucógeno es liberado hacia la corriente sanguínea, esto hace que los niveles de insulina aumenten lo cual hace que disminuya el azúcar en sangre. Baja azúcar sanguínea hace que más cortisol sea liberado llevando a ganar peso. La cantidad de insulina elevada hace que almacenes en tejido graso, por otro lado, también evita que la elimines incluso el ejercicio. En otras palabras, con el estrés programamos a nuestro cuerpo para almacenar grasa y contribuir a aumentar la resistencia a la insulina. El elevado cortisol hace que quemes más músculos como fuente de energía. El cortisol es una hormona catabólica, lo cual significa que hace que el cuerpo destruya los músculos para producir energía, llevando tu metabolismo hacia abajo. Además, el cortisol es la única hormona que incrementa cuando nosotros avanzamos en edad.

Ciertos productos y bebidas aumentan los niveles de cortisol, incluyendo cada día productos como café y bebidas cafeinadas. Es un hecho que con beber dos tazas de café aumentas tus niveles de cortisol por aproximadamente 30 por ciento dentro de una única hora. Yo no estoy recomendando que pares de tomar café, porque el café también tiene beneficios para la salud, sin embargo, yo recomiendo que tú no bebas más que dos tazas de café por día. Otra recomendación importante es que los excesivos montos de azúcar, pan blanco y otros alimentos de alto índice glicémico, sin la adecuada proporción de proteínas, grasas y fibras pueden causar episodios de hipoglucemia, lo cual sucede como consecuencia de bajar la glucosa en sangre por aumentar los niveles de cortisol. También sucede cuando comemos comidas a las que tenemos alergias o sensibilidades y por no comer nada entre las comidas principales.

Existen otras hormonas que tienen un efecto contrario al cortisol llamadas hormonas anabólicas, las cuales ayudan a construir e incluye la testosterona, dehidroepiandrostenediona (DHEA) y hormona de crecimiento. El desbalance de estas hormonas puede sabotear severamente tus esfuerzos por perder peso.

En las mujeres, una disminución de DHEA puede causar alteración de la producción de estrógenos para arriba o para abajo, ambos pueden causar ganancia de peso y aumento del perímetro abdominal así también muchas mujeres postmenopáusicas pueden creer que esos bochornos son causados por la pérdida de estrógenos a veces puede ser porque ellos están altos. En fin, cuanto más grasa tú tengas más estrógenos también tendrás. Esta es la razón porque muchos hombres obesos tienen aumento de los senos, si el hombre también tiene estrógenos además de la testosterona. Es un hecho que tanto hombres como mujeres pueden frustrarse por su aumento de peso como resultado de la baja testosterona y alto estrógeno. Espero que entiendan que todas estas hormonas tienen que ser balanceadas para corregir la frecuencia metabólica, construir masa muscular y quemar grasa porque todo esto afecta tu peso. En las mujeres es un poco más difícil para mantener el peso correcto o comenzar a perder peso porque nosotras tenemos un porcentaje de grasa mayor que el hombre, pero nuestro objetivo debería ser mantener la grasa debajo de 30%, en el caso del hombre es menor del 20%. La otra barrera es que nosotras las mujeres tenemos un metabolismo más lento, definiendo mejor este concepto me estoy refiriendo a la tasa metabólica, mientras la tasa metabólica para el hombre es 7 a 8 por ciento de grasa, para la mujer es menos del 5 por ciento por década de vida comenzando a los 30 años. Esto es calculado a través de la fórmula de Harris Benedict la fórmula para el hombre es la siguiente: 66,4730+ ((13,751 x masa en Kg) + (5,0033 x estatura cm) - (6,75 x edad años)). La fórmula para la mujer es: 655,1 + ((9,463 x masa Kg) + (1,8 x estatura cm) - (4,6756 x edad años)).

Por otro lado, individuos que se mantienen inactivos, tienen una significativa pérdida de peso debido a pérdida de masa muscular con la edad. Los adultos pierden naturalmente entre 5 a 7 libras de músculo en 10 años después de los 35 años de edad e imagínate como se acelera este proceso cuando paras de realizar actividad física. Menos activo que estés, más grasa y menos músculos. Por los 60 la mayoría de nosotros habremos perdido 28 libras de masa muscular y en reemplazo habremos acumulado grasa.

Durante mis consultas realizó un examen de bio impedancia con una máquina denominada In Body, este examen me permite hacer un análisis profundo de la masa muscular, así como del peso en grasa y porcentaje de la misma de todos sin excepción, además de auxiliarme a ver si estoy teniendo progresos con ellos me ayuda a auto evaluar mis conductas en el plano nutricional con relación a las proporciones de los diferentes grupos de alimentos. Obviamente las mujeres son las que trabajan con más altos porcentajes de grasa y generalmente no pierde peso tan rápido como el hombre, por esta razón es importante que entendamos que nuestro compromiso con actividad física tienen que ser mayor, para la relación inversa que existe entre obesidad y actividad física. Durante mi trayectoria de casi 8 años de trabajar con pacientes que quieren perder peso y sentirse más saludable, entre las disculpas por el exceso de peso que he escuchado, se encuentran: "mis padres son obesos y este es el motivo por el cual no he bajado de peso", esta disculpa es aceptada solo en el 22 por ciento de los casos, estudios recientes han mostrado que hay un gen que se transmite de padres a hijos denominado gen de grasa, aunque son estudios muy pequeños y es algo todavía no definido.

Por mi lado tengo que decir que me ha tocado muchos pacientes que usaron la BHCG acompañado de un plano de nutrición, está HCG (hormona gonadotrofina Coriónica) es un tratamiento hormonal, les puedo decir que estos han sido los casos más difíciles, esta hormona que es retirada de la placenta de la oveja e inyectada en las personas con la finalidad de simular una gestación para que por el aumento de metabolismo que existe durante los primeros meses de la gestación simulada se pueda perder peso, te diré que la mayor parte de lo que pierdes es agua y no sabes del terrible daño que le haces a tu cuerpo, piensa conmigo, seas hombre o mujer, simular una gestación, un embarazo en tu cuerpo, te parece saludable, y peor inyectar a tu cuerpo humano algo que procede de un animal como es la oveja, bueno mirándolo de cualquier aspecto no es nada saludable, además de todas las hormonas y respuestas fisiológicas que promueves con esta hormona que te aplicas, te diré que si bajas pero después de algunos meses aumentas de peso de una forma y tu cuerpo está tan manipulado que resulta más difícil bajar las libras que ganaste más las que ya tenías antes de que comenzaras el plan con esta hormona, estas hormonas así como los anticonceptivos y otras hormonas que se prescriben de reemplazo disminuyen aún más tu tasa metabólica. Medicamentos también pueden disminuir tu tasa metabólica como las estatinas que bajan el colesterol, algunos antihistamínicos, anticonvulsivantes, antipsicóticos, el litio, la insulina y medicamentos que estimulan la insulina, así como antihipertensivos como los betas bloqueadores. Irónicamente muchos médicos tratan sus pacientes obesos con estos medicamentos sin saber que disminuyen más sus tasas metabólicas y llevándolos a seguir engordando.

Por otro lado tenemos otra glándula muy importante que es la tiroides ella cuando trabaja en forma deficiente disminuye también nuestra tasa metabólica, muchos de mis pacientes ni sabían que la tenían alterada, por eso al comenzar mi evaluación recomiendo exámenes generales que incluye un perfil de la tiroides, estudios muestran que el 10% de mujeres jóvenes y 25% de mujeres arriba de los 50 años de edad experimentan problemas de la tiroides, causando gran impacto en el peso, en la actitud de ellas y en su salud.

¿Quiere saber si tu metabolismo está comprometido?

Responde este cuestionario y lo sabremos

1. ¿Has tu seguido más de una dieta por pocos meses o más?	SÍ	NO
2. ¿Has tomado litio alguna vez?	SI	NO
3. Tú pierdes peso y lo recuperas rápidamente	SI	NO
4. ¿Has tomado esteroides alguna vez?	SI	NO
5. ¿Has tomado medicamentos antipsicóticos?	SI	NO

6. ¿Tomas insulina?	SI	NO
7. ¿Comenzaste a ganar peso cuando paraste de fumar?	SI	NO
8. ¿Tomas algún medicamento para gastritis?	SI	NO
9. ¿Tomas algún medicamento para presión alta?	SI	NO
10. Tomas medicamentos para alergias?	SI	NO
11. ¿Tomas lithium?	SI	NO
12. Usas antidepresivos?	SI	NO

Por cada respuesta que señalaste como SI

Preguntas 1-2: 10 puntos cada	Subtotal _____
Preguntas 3-7: 5 puntos cada	Subtotal _____
Preguntas 8-12: 2 puntos cada	Subtotal _____
	Total _____

Score:

0-4 Poco probable que estés metabólicamente comprometido

5-10 Discreto compromiso del metabolismo.

11-19 Moderadamente comprometido.

20 a + Severamente comprometido

Si quieres saber si tienes resistencia a la Insulina, responde a los siguientes

1. Si eres hombre y tu perímetro abdominal es mayor que 40 hinchas	SÍ	NO
2. Si eres mujer y tu perímetro abdominal es mayor que 35 hinchas	SÍ	NO
3. Tu glucosa sanguínea en ayunas es mayor que 100 mg/dl	SÍ	NO

4. Tu presión sanguínea es mayor que 130/85 mmHg o tomas medicamento para controlar tu presión arterial — SÍ NO
5. Tus triglicéridos son mayores que 150 mg/dl en ayunas? — SI NO
6. Pierdes poco peso aun cuando tienes una dieta con bajas calorías, ejercitando regularmente y controlando tus antojos por el dulce? — SÍ NO
7. ¿Regularmente comes comidas azucaradas como pan, galletas, pasta, papas, arroz, maíz y otros similares? — SI NO
8. ¿Tienes barriga acentuada? — SI NO
9. ¿Pasas trabajo en perder la grasa del abdomen? — SI NO
10. ¿Has tenido diagnóstico de ovario poliquístico? — SI NO
11. ¿En la gestación tuvistes diabetes gestacional? — SI NO
12. ¿Eres Americano nativo, hispano o afro Americano? — SI NO
13. ¿Tienes episodios de hipoglucemia? — SI NO
14. ¿Tienes lesiones en la piel áreas obscuras, sobre todo en áreas como cuello, flexuras o verrugas? — SI NO
15. ¿Tomas bebidas alcohólicas? — SÍ NO
16. ¿Tienes poca actividad física? — SI NO
17. ¿Sientes quemazón en la planta de los pies? — SI NO
18. ¿Tu presión arterial oscila dramáticamente? — SI NO

Preguntas del 1-5: 5 puntos cada — Subtotal _______
Preguntas del 6-18: 2 puntos cada — Subtotal _______

______

SCORE:

0-10: Poco probable que tengas insulino resistencia

11-19: Discreta insulinorresistencia

20-29: Moderada insulinorresistencia

30 +: Severa insulinorresistencia.

Parte V

El Azúcar la villana enmascarada.

Un dulce Veneno llamado Azúcar

El Azúcar refinado es un verdadero veneno, en cualquier edad, pero sobre todo en la infancia, en esta fase de la vida es tan importante porque es cuando se forma nuestro paladar y esta fase es la base de nuestro futuro. Así que debemos excluirla de la alimentación infantil. Este tipo de azúcar afecta el desenvolvimiento infantil. Para ser blanca como la vemos y como ya expliqué anteriormente pasa por varios procesos químicos y esos elementos utilizados para blanquearla intoxican nuestro organismo. Además de ser pobre en nutrientes, posee un alto índice calórico, las llamadas calorías vacías. Ingerir grandes cantidades de azúcar aumenta el riesgo para problemas cardiovasculares, diabetes, colesterol alto, obesidad, gastritis, hígado graso y deficiencia en el aprendizaje porque perjudica la memoria. Otro punto negativo es que como dijimos puede viciar porque aumenta la producción de dopamina, la hormona que está relacionada con el placer y bienestar. Por otro lado, la salud de los dientes se perjudica, provocando caries. Niños que consumen mayores cantidades de azúcar están predispuestos a hiperactividad, alterando su capacidad de concentración y generando ansiedad, debido al aumento de la concentración de insulina y adrenalina en la sangre. Es por esta razón que tenemos que preferir el azúcar natural de los alimentos, los procedentes de frutas, legumbres, raíces, cereales y verduras, para así no viciar el paladar de los niños. Estos alimentos ofrecen nutrientes importantes para el desenvolvimiento saludable. La infancia es una fase de descubrimiento de sabores y consistencias y contaminar el paladar durante esta fase con dulces puede evitar la aceptación de comidas saludables después. Por esta razón nosotros como padres debemos ofrecer opciones saludables como el azúcar de coco por ejemplo o la miel orgánica y cruda, otras opciones serían el azúcar demerara y el azúcar mascavo que citare próximamente en forma más detallada.

Diabetes enfermedad del Milenio

Ahora que nosotro entendimos que la cura comienza en nosotros mismos y no en el conocimiento de la ciencia o lo que ella podría aportar de mayor tecnología, tenemos seis caminos para curar la diabetes. La diabetes ha sido traducida como una enfermedad en que la insulina no trabaja adecuadamente. Como les explique la insulina es una hormona que mueve el azúcar de tu sangre hacia las células de tu cuerpo, para tu desempeñar tus funciones. Siendo que cuando hay insuficiencia de insulina, la glucosa comienza a aumentar, dañando tus nervios, ojos, riñones y otras partes de tu cuerpo.

Los doctores diagnostican la diabetes por los síntomas como orinar frecuentemente, sed exacerbada, pérdida de peso inexplicable y sumado a la clínica los exámenes de sangre son indispensables, el nivel de glucosa puede aparecer en torno de 126 mg/dl o más alto después de 8 horas de ayuno. Existe otro test como el test de tolerancia de la glucosa en el cual tu bebes un líquido conteniendo 75 gramos de glucosa. Si tu glucosa sanguínea es 200 mg por decilitro o 11.1 mmol por litro o más alto después de 2 horas, tus doctores diagnosticaron diabetes. Si después de 2 horas el test de tolerancia resulta menos que 140 miligramos por decilitro o sea 7.8 mmol por litro el resultado será normal. Otro examen es el test de hemoglobina glicosilada, este test mide cuanto de glucosa ha entrado en los glóbulos rojos, si tú tienes mucha glucosa en tu sangre tu hemoglobina glicosilada será elevada. La Asociación Americana de Diabetes recomienda que las personas con diabetes tengan su hemoglobina glicosilada en valores abajo de 7 %.

Existen tres tipos de diabetes: La Diabetes tipo 1, esta es causada por el sistema inmunológico, estas células del sistema inmune que están dispuestas a atacar bacterias y virus, atacan las propias células del páncreas, destruyendo así las células que producen insulina, es de aparición temprana, en los primeros meses de vida. La diabetes tipo 2 llamada también no insulino dependiente, en este tipo el páncreas todavía produce insulina, cerca de 9 de 10 personas sufren diabetes tipo 2. La diabetes gestacional es similar a la diabetes tipo 2, excepto que ocurre durante la gestación. Te podría decir que la diabetes tipo 2 puede ser desde evitada hasta curada completamente. Si bien es cierta esta capacidad de cura difiere de una persona a otra.

El gobierno de los Estados Unidos está listo para invertir en investigación de cómo una buena alimentación influencia en el tratamiento de la diabetes, incentivando a los doctores a enfocarse en la alimentación, aconsejando adecuadamente a sus pacientes, familiares, así también promoviendo la educación dentro de las escuelas a través de los educadores, esta es una iniciativa correcta y plausible.

Existen diferentes estudios que muestran que personas de países donde diabetes era de baja incidencia, sufrieron grande incrementó cuando ellos comenzaron a comer más carbohidratos diariamente. Otros estudios señalan que Continentes tales como Asia y África; donde el arroz y otros granos son comunes y el consumo es frecuente, sin embargo en estos países la incidencia de diabetes u obesidad es baja. De hecho investigadores encuentran que estos países comen más carbohidratos que otros. Esto quiere decir que mientras la obesidad es encontrada en más de 30% de adultos Americanos esta ocurrió en menos de 1% de adultos japoneses que siguen una dieta tradicional a base de carbohidratos. Siendo que estas personas también viven más que los americanos y europeos. Por esto podemos concluir que carbohidratos no son la causa de diabetes y que falta algo más en la explicación de porqué algunos desenvuelven diabetes y obesidad y otros no. Creo que lo más correcto es que podríamos decir que sí es importante en cómo el cuerpo procesa ellos, esto podría ser un problema pero no la causa de diabetes. En este libro nos enfocaremos en la diabetes tipo 2, sin embargo puedo hacerles mención que la diabetes tipo 1 o juvenil, también puede ser evitada. Investigadores de Canadá en 1992 reportaron un descubrimiento en la revista de New England Journal of Medicine, ellos examinaron la sangre de 142 niños con diagnóstico reciente de diabetes, ellos encontraron que cada niño tenía anticuerpos que surgieron para atacar las proteínas de la leche de vaca, llamada caseína, esos anticuerpos aumentan con la introducción de fórmulas con proteínas de leche de vaca siendo estos anticuerpos capaces de atacar las células productoras de insulina, cuando un joven muy joven se alimenta de leche de vaca estos anticuerpos pasan del tracto digestivo a la corriente sanguínea y así llegan a afectar el páncreas, uno de los caminos para evitar entonces diabetes tipo 1 sería evitar el consumo de leche de vaca en la infancia y durante la gestación. Cerrando la explicación de diabetes tipo 1 vamos a entender un poco sobre la fisiopatología o lo que sucede en el cuerpo para desencadenar diabetes tipo 2, esta comienza a partir de una intolerancia a glucosa asociada a un cuadro de inflamación, estos dos estados son los que caracterizan a la diabetes de este tipo; intolerancia e inflamación. Diversos estudios han sugerido que la mayor concentración de ácidos grasos libres en la circulación y que el aumento del contenido de grasa en los tejidos se asocian con la aparición de resistencia a la insulina (RI) en el músculo y en el hígado. La grasa ectópica es hipotóxica y se relaciona con la gravedad de la RI y con la disfunción de las células beta del páncreas. La grasa ectópica incluye, entre otras, a las ceramidas; los estudios en animales y en los seres humanos han confirmado que el depósito de ceramidas (moléculas lipídicas) se asocia con la RI en los tejidos. Este trastorno se acompaña de una reducción en la acción de la insulina y de la captación de la glucosa. La ceramida también induce inflamación mediante la activación del factor de necrosis tumoral alfa (FNT-alfa). El FNT-alfa es una citoquina liberada por el tejido adiposo y por las células mononucleares de la circulación en respuesta a diversos estímulos, entre ellos, la infusión de lípidos y de lipopolisacáridos, la exposición a especies reactivas de oxígeno y la hiperglucemia. La mayor concentración de FNT-alfa induce RI y activación de la enzima esfingomielinasa presente en la membrana celular; la enzima es responsable de la hidrólisis de la esfingomielina a ceramida que se acumula en las células. La acumulación tisular de ceramida probablemente se asocie con un fenómeno de retroalimentación positiva, con mayor producción de citoquinas proinflamatorias. En los pacientes con DBT2 hay aumento de la concentración plasmática de FNT-alfa y de los intermediarios de lípidos intracelulares, entre ellos, las ceramidas. Por ende, éstas serían mediadoras de la RI y del estado de inflamación que se observa en los pacientes con DBT2. Los niveles plasmáticos de las ceramidas también se asocian con mayor riesgo de enfermedad coronaria, independientemente de la concentración del colesterol. Sin embargo, hasta el momento se ha prestado muy poca atención a esto. Si bien el objetivo esencial del tratamiento de la diabetes es el control de la glucemia, las alteraciones en el metabolismo de los lípidos se vinculan también con la resistencia a la insulina y la aterogénesis. Así, los hidratos de carbono (HC) y los lípidos se encuentran relacionados por medio de la neo lipogénesis (NLG) hepática de ácidos grasos (AG) y triacilglicerol (TG) a partir de la glucosa. Si bien se recomendaba la reducción de las grasas saturadas en la dieta para disminuir el riesgo cardiovascular, la alimentación con alto contenido de carbohidratos se asocia con un incremento de la concentración plasmática de TG. Este tipo de dietas se caracteriza por la alteración de la composición de los AG de las lipoproteínas en el plasma y los glóbulos rojos, como consecuencia de la NLG de AG no esenciales. En este sentido, se especula que la composición de los AG circulantes representa un parámetro determinante en la aparición de enfermedades metabólicas a largo plazo. Las lipoproteínas de muy baja densidad (VLDL) se encuentran entre las principales moléculas transportadoras de TG. Se considera que la producción endógena de AG mediante la NLG constituye un factor de importancia en la formación de las VLDL unidas a TG (VLDL-TG). Se recuerda que la NLG es estimulada por la ingesta de HC y por la hiperinsulinemia. El palmitato constituye el principal producto de la estimulación de la NLG por la dieta rica en HC, la cual se asocia con el descenso del ácido linoleico en las partículas de VLDL-TG

De hecho si vamos a abordar el asunto de cual sea la mejor dieta para mejorar tu riesgo para diabetes y enfermedades cardiovasculares, antes de nada tenemos que recordar que tú eres único y no dejar de lado el concepto de la bio individualidad. Viajando por la historia de dietas revolucionarias vamos a revisar algunos conceptos:

En 1990, Dean Ornish, un médico joven de Harvard descubrió datos importantes de seguir una dieta de baja grasa y sin fuente animal. Así después de un año de establecer un estilo de vida diferente, incluyendo desde la alimentación, hasta actividad física y parar de fumar, pacientes que tenían angiogramas con varias arterias comprometidas tenían reversión total del lumen intra arterial y de las obstrucciones que tenían, así mismo se observó disminución de la presión arterial, mostrando beneficios increíbles de una dieta basada en plantas. En Febrero de 2004, en la revista de "New England Journal of Medicine" Investigadores de la Universidad de Yale, reportaron descubrimientos sorprendentes. Estudiaron a jóvenes adultos, padres y abuelos que tenían diabetes tipo 2, todos ellos aparentemente delgados y saludables y ninguno tenía diabetes en el momento del estudio, sin embargo, fue constatado que ellos sufrían de resistencia a la insulina, con alteración de los niveles de glucosa en los exámenes. Los investigadores encontraron por que: dentro de las células musculares de estos individuos fue encontrado elevados montos de grasa, y la grasa interfiere con la capacidad de insulina para trabajar. Por alguna razón los jóvenes son más propensos a tener más grasa que los mayores, debemos también mencionar que la grasa dentro de las células es diferente a la grasa que existe en tu cuerpo y principalmente en la cintura. En la diabetes tipo dos, parece que el problema radica en tener pocas mitocondrias, no siendo posible quemar la grasa que se te acumula. Bueno entendimos que para tener más riesgo a estas enfermedades mencionadas repetidamente insulino resistencia, sobrepeso, obesidad, diabetes, *diabesity* que es el concepto que define al obeso con diabetes y síndrome metabólico, no basta solo prestar atención en los carbohidratos y el metabolismo de estos, sino también en las grasas que ingerimos y el metabolismo de las mismas. Concluimos entonces que diabetes es causada no solo por consumir muchos carbohidratos o azúcares en tu dieta sino que también porque consumes más grasa mala y esta grasa entra en las células y que el comer muchos carbohidratos y azúcares podría agravar el cuadro de diabetes causando también aumento de triglicéridos en sangre y llevando a un síndrome metabólico posterior. Por último entonces me preguntas cuál debería ser tu relación con carbohidratos y grasas en tu alimentación para no ser candidato a tener infarto del miocardio o isquemias cerebrales. Bueno, recientemente salió un estudio que nos ayudó a resolver este paradigma. El estudio publicado en la revista Lancet de medicina titulado con las siglas PURE titulado "Associations of fats and carbohydrate intake with cardiovascular disease and mortality" fue un estudio tipo cohortes y prospectivo, desarrollado en 18 países de 5 continentes, este estudio determinó la tasa de mortalidad por enfermedades cardiovasculares y la ingesta de grasas y carbohidratos, este estudio fue publicado el 29 de Agosto de 2017 y cambia la vision que tienen muchos en relación a las grasas saturadas. En este estudio los investigadores acompañaron 135,335 individuos en 18 países con edades entre los 35 y 70 años durante 7.4 años y estos individuos fueron evaluados con base al análisis de la dieta y sus asociaciones entre el consumo de carbohidratos y grasa total haciendo diferencia por el tipo de grasa saturada e insaturada con enfermedad cardiovascular y mortalidad total. Se llegó a la conclusión de que la ingestión elevada de carbohidratos fue asociado a un mayor riesgo de mortalidad total, por otro lado, la grasa total y los tipos de grasa consumidos no fueron asociados a enfermedades cardiovasculares. Así mismo se llegó a la conclusión también que la grasa saturada tuvo una relación inversa con accidentes isquémicos cerebrales. Con esto tenemos que las orientaciones dietéticas globales deben ser reconsideradas a la luz de estos hallazgos. Repitiendo la alta ingesta de carbohidratos está asociado a peores tasas de mortalidad total y no cardiovascular, esto trajo por tierra de que tenemos que tener miedo a las grasas saturadas hablando en forma general. Este estudio "PURE" fue presentado en el congreso de la Sociedad Europea de Cardiología (ESC) que se llevó a cabo este año en Barcelona. Los investigadores solicitaron la revisión de las directrices nutricionales, ellos dijeron: "Nuestros hallazgos no apoyan la recomendación actual para limitar la ingestión de grasa total para menos del 30% de energía y la ingestión de grasa saturada para menos de 10% de energía" así hizo referencia el Dr. Mahshid Dehghan uno de los investigadores del estudio. Ellos también observaron que el colesterol LDL (base de muchas directrices dietéticas) no resulta confiable en la previsión de efectos de la grasa saturada como marcador de riesgo para eventos cardiovasculares futuros. En vez de eso es importante solicitar en la evaluación la ApoB/ApoA1 marcadores que ofrecen una mejor indicación global del efecto de la grasa saturada sobre el riesgo cardiovascular entre los marcadores testados.

En otra revista médica de reconocido nombre, JAMA de Medicina Interna, fue publicado el 13 de Septiembre de 2016 por encuestadores de la Universidad de California un estudio que mostró que las grasas saturadas y colesterol serían la causa del aumento de enfermedades coronarias, con eso desvio la atención de la verdadera culpable el azúcar. Se descubrió posteriormente fue descubierto que la industria del azúcar, gastó millones para divulgar masivamente que el consumo de azúcar no perjudica la salud y que la grasa saturada o sea de origen animal, sería el villano. Esta pesquisa colocó en jaque la conspiración que existe a favor del azúcar refinado. Con esto vemos como hay un interés de que todos estemos terriblemente confundidos para así no cuidar de nuestra salud.

De lo que estamos claros es que las primeras señales de alerta con evidencias de que el consumo de azúcar representa un riesgo para la salud vienen desde 1950, un pesquisador John Yudkin en 1957 lanzó su hipótesis de que el azúcar sería un peligro para la salud pública.

De todo lo leído concordamos que una dieta a base de azúcares refinados y carbohidratos va hacer que tu colesterol bueno o HDL se reduzca y que los triglicéridos aumentan y esto puede causar que se formen pequeñas partículas de colesterol que van a perjudicar tus arterias, provocando síndrome metabólico, esta es la causa de ataques cardíacos no relacionados al aumento del colesterol malo o LDL. Por otro lado para desencadenar diabetes hace falta que la grasa entre en el interior de las células, como bien señala el Doctor Neal Barnard un especialista de diabetes y autor de varios artículos y libros, el define que la causa de diabetes es cuando la célula se llena de grasa y esto determina una falla en las mitocondrias que son organelas que van a ayudar a la célula a respirar. El describe que el problema está en las grasas procedentes de proteína animal, define una relación directa entre proteína animal y diabetes, si bien es cierto existe también un proceso de inflamación que es resultado del sedentarismo, estrés, enfermedades autoinmunes, alergias alimentares e infecciones.

Un otro estudio publicado en la revista de Diabetes Care en 2004 conocido con las siglas EPIC "European prospective Investigation into Cancer and Nutrition: study populations and dat collections", estudio de tipo caso cohort, tuvo justamente como objetivo establecer una relación entre la proteína en la dieta y la incidencia de diabetes tipo 2, este es un estudio europeo prospectivo, que investigo también la asociación entre cáncer y nutrición, fueron 12,403 casos de diabetes tipo 2 en un total de 16,154 individuos de 8 países europeos con un seguimiento de 12 años. La conclusión a la que llegaron los investigadores después de ajustar los factores de riesgo para diabetes y factores de dieta, fue que la incidencia de diabetes tipo 2 fue más alta en esos con mayor consumo de proteína total siendo principalmente de origen animal. Este estudio fue de gran connotación.

La villana y sus maldades

Azúcar y Cáncer

Há décadas ya es sabido de la asociación entre el cáncer y el azúcar, cuando Otto Heinrich Warburg, un médico alemán, que ganó el premio Nobel de medicina descubre que células cancerígenas tienen afinidad por el azúcar y que en los periodos en que el tumor se desenvuelve rápidamente las células que lo conforman digieren el azúcar hasta 200 veces más rápido que las células normales. A comienzos de este año se descubrió el motivo; el consumo hiperactivo del azúcar por las células cancerígenas es un ciclo vicioso que ocurre por fermentación de esta substancia, proceso que se lleva a cabo en el interior de estas células, esto suministra energía a la célula y desencadena mutaciones haciendo con que el tumor aumente más rápido.

Este proceso de glicosilación, donde moléculas de azúcar se unen a proteínas, ha sido un tema de interés para muchos científicos, particularmente porque ciertas moléculas de azúcar están presentes en muy altos números en células cancerígenas. Estas moléculas específicas de azúcar que están presentes en el cuerpo no solamente pueden causar más inflamación sino que también ayudan al crecimiento de células malignas. Este podría ser un camino al descubrimiento de la cura contra el cáncer. En un estudio publicado en "Science News" en Septiembre de 2013 de la Universidad de Copenhague, fue observado que estas moléculas de azúcar en la superficie de la célula cambian sus características durante el desarrollo del cáncer. Estas células cancerígenas a menudo tienen cadenas inmaduras de moléculas de azúcar. Este estudio se llevó a cabo con un grupo de investigadores de Singapur. Este descubrimiento es de suma importancia para encontrar la cura "cuando tú conoces que cierto proceso es importante para el desarrollo de cáncer, tú puedes comenzar a considerar un camino que afecte el proceso a parar las células cancerígenas de tomar ventaja de este proceso" explicó Catharina Steentoft, una de las investigadoras. El descubrimiento de que las moléculas de azúcar afectan la formación de proteínas y así juegan un rol importante en casi todos los procesos que toman lugar en el cuerpo. Desde 1982 se viene estudiando este enunciado, reafirmado con los hallazgos de Catharina en 2013. Además como ya mencionamos anteriormente en este libro, existe un enlace muy fuerte entre el estilo de vida, dieta y manifestaciones del cáncer. En 2007 un reporte publicado en "World Cancer Research Fund" y el Instituto Americano de Investigación para el cáncer, describe una asociación entre cáncer y obesidad. Los investigadores llegaron a la conclusión que la resistencia a la insulina lleva a una mayor secreción de insulina y la insulina elevada promueve el crecimiento del tumor. Así también fue explicado por Craig Thompson, quien ha hecho muchas investigaciones como presidente del "Memorial Sloan Kettering Center" en Nueva York, las células cancerígenas de muchos humanos dependen de la insulina y el azúcar actúa como la energía que las células requieren para crecer y se multiplicar. Thompson afirma que muchas células pre cancerígenas podrían nunca llegar a sufrir mutaciones y convertirse en tumores malignos si ellas no tuvieran la influencia de esos niveles altos de insulina. Cánceres como el de mama y el de colon tienen una relación mayor. Lewis Cantley, director del Centro de Cáncer en "Beth Israel Deaconess Medical Center" de la Escuela de Medicina de la Universidad de Harvard, afirmó que el 80% de todas las células cancerígenas humanas son manejados por mutaciones influenciadas por agentes ambientales que actúan en forma similar a como actúa la insulina. Este esclarecimiento está motivando a muchos investigadores a estudiar una droga que podría interrumpir o inhibir esta asociación de la insulina con células cancerígenas y evitar así su crecimiento.

Por otro lado cientificos de la Universidad de Londres en el Reino Unido están experimentando un método en el que por resonancia magnética buscan encontrar un método para detectar células cancerígenas que se alimentan de azúcar, las cuales aparecen brillantes por altos montos de azúcar. Esta nueva técnica llamada "glucotest", es basada en el hecho que los tumores consumen mucho más glucosa que las células normales, apareciendo brillantes en las imágenes de resonancia. Los exámenes convencionales han envuelto el uso de inyecciones de bajas dosis de radiación que identifican la presencia de tumores, lo cual tiene sentido porque la radiación es considerada causa de cáncer y ahora el azúcar puede ser añadida a la lista de causa de cáncer. El estudio "UCL" que tuvo como objetivo de identificar la asociación entre consumo de azúcar y enfermedades como el cáncer. Así mismo hormonas son producidas en el cuerpo en respuesta al consumo de azúcar podrían también actuar como alimento para las células cancerígenas, tanto para aparecer, crecer y reproducirse en tamaño y número. El azúcar no es tu amigo y si tú enemigo. Debido al mecanismo de respiración anaeróbica observado en las células cancerígenas, el azúcar es el alimento favorito para ellas.

Por otro lado tenemos que considerar los agrotóxicos que además de ser utilizados en forma indiscriminada y no es diferente para el cultivo de la caña de azúcar también están relacionados con cáncer y mal formación congénita. Por citar un ejemplo; en Brasil cada brasileño consume en media 5,2 litros de agro tóxico por año.

Azúcar y Obesidad

En un reporte por la Organización Mundial de la Salud fue alertado que la población mundial deberá seriamente considerar la asociación entre azúcar y más específicamente entre bebidas azucaradas y obesidad en niños y adolescentes. Esta afirmación fue el resultado de más de dos años de investigación de la industria alimentaria y el creciente aumento de obesos, indicó además que la industria está direccionada a crear alimentos ultra procesados con energía densa y pobre en nutrientes, colocando 10 millones de personas en riesgo a su salud cada año. Señaló además que este estudio tiene por objetivo influenciar en aumentar los impuestos y restricciones de mercadeo para bebidas azucaradas y snacks. México actualmente es el país con mayor obesidad y sobrepeso detrás de los Estados Unidos. De acuerdo a esta institución en 2014 se estimó que aproximadamente 41 millones de niños menores de 5 años estaban batallando contra las complicaciones que se presentan por el sobrepeso. Alrededor de 13 % de adultos de la población mundial son obesos y esa frecuencia es significativamente más alta en Estados Unidos y México.

El azúcar causa obesidad y enfermedad cuando es consumido en dosis altas, el azúcar de caña y el jarabe de maíz son peligrosos si son consumidos en dosis de 140 libras por persona por año. Mientras nuestros ancestros consumían 20 cucharaditas de azúcar por año, no por día, nosotros fácilmente consumimos 17 cucharaditas por día. A lo largo de este libro hemos mencionado la relación del azúcar con obesidad y sobrepeso, como ya hice mención el proceso es desencadenado por un aumento de insulina en el cuerpo, generando después que las células sean resistentes a la acción de insulina y luego hay una producción de grasa que se acumula en el interior de las células llevando a una pre diabetes y luego diabetes. El mecanismo inicial es llevar al cuerpo a un estado no fisiológico de producción de grasa por causa de un hiperinsulinismo, el abuso en el consumo de grasa procedente de proteína animal trae como consecuencia la diabetes y todas sus complicaciones, por eso es por lo que vemos diabéticos flacos también.

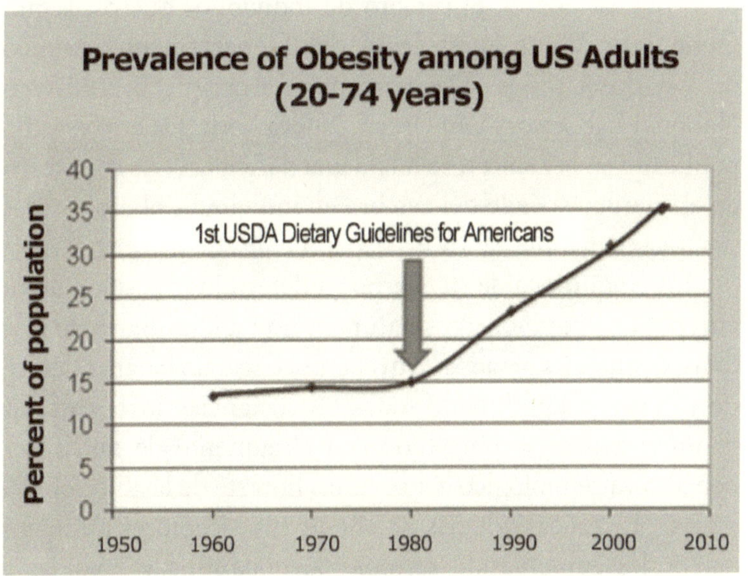

Es el Azúcar el peor enemigo de tu cerebro?

El azúcar puede causar un efecto en el cerebro semejante a la de cocaína, según estudios recientes realizados en Estados Unidos. Actualmente hay evidencias convincentes de que los alimentos ricos en grasa trans, azúcar, gluten y caseína pueden alterar la química del cerebro, de la misma forma como drogas altamente adictivas como la cocaína y heroína. Algunos científicos dicen que hay datos suficientes para justificar la regulación gubernamental del sector de comida rápida que contiene en su mayoría altas concentraciones de azúcar. En 2001 neurologos americanos, comenzaron a explorar la idea de tener una base biológica, buscando señales de adicción en animales alimentados con comida rápida. Los investigadores notaron que los cerebros de los ratones liberan un neurotransmisor, -dopamina-, cada vez que tomaban una solución de azúcar, incluso después de haber bebido por semanas, esta hormona tiene relación con el placer, esto es lo que sucede en el cerebro de individuos obesos, según Gene Jack Wang, presidente del Departamento médico de Estados Unidos "Department of Energy's Brookhaven National Laboratory", en Upton, Nueva York. En otro estudio publicado en la Lancet, se relata una deficiencia de dopamina en el cuerpo estriado del cerebro en individuos obesos que es prácticamente idéntico a los dependientes de drogas.

La bioquímica de tu cuerpo va determinar la salud de tu cuerpo. Los componentes naturales irán a eliminar todos los tóxicos y metales pesados de tu cuerpo. Crear un balance dentro de tu cuerpo eliminando todas las sustancias inflamatorias como el azúcar y sobre todo con el aumento de nutrientes con alto valor biológico conseguirás librarte de la adicción del azúcar. El azúcar además de alterar tus receptores químicos cerebrales aumentando serotonina, dopamina y opioides y causar adicción, puede causar también un aumento de riesgo para depresión. La adicción por el azúcar comienza a sentirse solo al verlo, ya es suficiente para liberar un neurotransmisor conocido como dopamina, una sustancia que desencadena sensaciones de placer y bienestar. Esta sensación es tan fuerte que necesitas consumir rápidamente este alimento. Esta sensación es tan agradable que vas a liberar cada vez más y más dopamina y además, pasas a liberar también opiodes. Estos no solo van a estimular el placer, sino que también van a hacer que tu busques desesperadamente por más comida, cuando el cerebro es estimulado por opioides hay más dificultad para resistir al azúcar. En este punto varias regiones del cerebro están afectadas. Entras dentro de un círculo vicioso, que es difícil salir. Solo lo consigues cuando te concientizas verdaderamente de que está sucediendo con tu cuerpo. Al evitar que se desencadenen estas reacciones, comenzamos el proceso de rehabilitación.

En la actualidad surge una puerta en el túnel de demencias como Alzheimer, conocida también como la diabetes cerebral o enfermedad del amiloide que es la proteína que aumenta en esta enfermedad. Un grupo de médicos investigadores y especialistas en enfermedades neuro degenerativas encabezados por el Dr. Dale Bredesen Médico director del centro de enfermedades neurodegenerativas de la Universidad CLA, está cambiando el camino de esta enfermedad. Si antes se creía que este tipo de demencia era de un camino solo, actualmente ellos ofrecen una esperanza a través de la Medicina funcional. El doctor Bredesen autor del libro "El fin del Alzheimer", en el cual comparte el resultado de su investigación y revela que el Alzheimer no es una condición que no pueda ser tratada y observa que uno de cada tres puede ser tratado con un perfil bioquímico específico. El Dr. Bredesen hace mención que alta azúcar sanguínea, insulino resistencia, toxicidad, estilo de vida sedentario y otros factores pueden crear el ambiente perfecto para el declive cognitivo. La naturaleza de esta enfermedad, el encuentro que sería un desbalance en la actividad sináptica que es lo que permite la comunicación entre neuronas, es una respuesta de protección que causa una inflamación crónica. Señala también que esta enfermedad tiene subtipos que requieren abordaje terapéutico diferente. Doctor Bredesen descubrió que estas conexiones están alteradas en los pacientes con Alzheimer, hace mención que el hipocampo es el centro de la memoria y que este aparece pequeño en los pacientes con Alzheimer y con tratamiento se puede lograr un crecimiento de esta estructura cerebral de 70 a 75% y recuperar su función normal. El tratamiento estaría direccionado por marcadores metabólicos en exámenes laboratoriales y exámenes neuropsicológicos. Después de ver todos estos parámetros determina el tipo de Alzheimer y su causa y optimiza el tratamiento direccionando las estrategias a corregir estos marcadores, así como determina las toxinas que afectan al paciente. El 95% de causas de Alzheimer son no genéticas lo que indica que todas pueden responder al protocolo del doctor. Doctor Bredesen sugiere que para proteger nuestro cerebro tenemos que tener en consideración tres puntos importantes: 1 Prevenir y evitar inflamación crónica (evitar exceso de azúcar, infecciones crónicas, drogas) 2. Optimizar el proceso de trofismo celular (estabilizar hormonas como tu sensibilidad a insulina, estabilizar hormonas tiroideas, disminuir cortisol, optimizar tu nutrición, ejercicio, meditación, horas de sueño). 3. Evaluar las toxinas biológicas y químicas a las cuales estamos expuestos que podrían actuar como contaminantes como el mercurio, cobre por ejemplo y removerlas. Su libro titulado en inglés "The End of Alzheimer's: The first Program to Prevent and Reverse Cognitive Decline" en el libro describe su protocolo denominado “ReCode”. En este protocolo el doctor Bredesen y sus colaboradores determinan cuales son los contribuyentes para el declive cognitivo y principalmente para alterar la respuesta del APP (amyloid precursor de proteína). Entre las estrategias de tratamiento la clave principal es la mio ketosis que induce a rehabilitar la mitocondria que es la órgano principal de la célula para respirar, durante el tratamiento se evalúan todos los marcadores bioquímicos, genéticos y metabólicos.

Los escáneres cerebrales muestran que los adictos de todo tipo tienen menos receptores de dopamina en su cerebro, por lo que las señales de dopamina que envían son más débiles entre las células. En 2013 investigadores de la Universidad de Connecticut descubrieron que los productos ricos en azúcar y grasa pueden ser tan adictivos como la cocaína, estimulando al cerebro de la misma manera en que lo hacen las drogas. Algunos pesquisadores opinan que esto representa un peligro mayor debido a su accesibilidad.

Azúcar e Inflamación

El consumo de altas cantidades de azúcar asociado a un desbalance entre el omega 3 y omega 6 es la principal causa para desencadenar la cadena de inflamación. Es importante mantener una dieta que ayude a controlar la insulina y a controlar este balance entre las grasas, así como también de las moléculas de inflamación y de las hormonas que intervienen en el proceso. Los eicosanoides son la llave más importante para el proceso inflamatorio y el aumento de estas moléculas es debido a una dieta alta en azúcar y omega seis encontrado en aceites vegetales, aceite de girasol, aceite de maíz y aceite de soya, así lo describe el Dr. Barry Sears, autoridad en el impacto de la dieta sobre la respuesta hormonal, expresión genética e inflamación, presidente de la Fundación de Investigación de Inflamación. El Dr. Sears menciona que a más insulina en el cuerpo, más resistencia de insulina, más resistencia para la comunicación entre hormonas.

En las enfermedades inflamatorias como artritis, parece que la relación con el azúcar es más fuerte. Algunos científicos escribieron en una revista de nutrición clínica, después de estudiar 186 mil mujeres que consumieron soda y bebidas azucaradas concluyeron que este grupo tenía mayor riesgo de artritis reumatoide independiente de otros factores del estilo de vida. Este estudio de 2014 encontró la asociación directa entre el consumo de azúcar y artritis reumatoide, esta relación fue más clara en mujeres de 55 años y más. Otro estudio epidemiológico, bioquímico y psicológico, publicado en la revista de Medicina Interna de 2012, fue encontrada una relación entre el consumo de azúcar y factores de riesgo para enfermedades cardiovasculares.

La Conección entre el azúcar y tu corazón

Durante la lectura ya seguramente vieron la palabra obesidad, síndrome metabólico y enfermedades cardiovasculares mencionadas varias veces y no es por acaso que las mencionó repetidamente y si porque tienen una correlación directa. En un estudio aleatorio de 2012 publicado en la revista Americana de Nutrición Clínica por Maersk M. y colaboradores, ellos estudiaron la relación de bebidas endulzadas con sucrose y el depósito de grasa en hígado, músculo y grasa visceral durante seis meses. Los investigadores compararon los efectos de estas bebidas azucaradas con la leche isocalórica y bebidas no calóricas con relación al depósito de grasa en hígado y tejido muscular. Después de seis meses de seguimiento vieron que este aumento de grasa ectópica y acúmulo de lípidos en sangre aumentaba el riesgo de enfermedades cardiovasculares y metabólicas.

En otro estudio titulado "Correlación entre alimentos calóricos en la dieta con enfermedades cardiovasculares y marcadores de riesgo en niños mexicanos de edad escolar, publicado en la revista de la Asociación Americana de dieta en 2010, el Dr. Perichart Perera O. y sus colaboradores vieron que existe una positiva asociación entre la glucosa y la presión sistólica sanguínea con las bebidas azucaradas y concentraciones de insulina.

El consumo de bebidas azucaradas es ahora considerado el mayor problema de salud pública con implicaciones para enfermedades cardiovasculares. El jarabe de fructosa de maíz ha sido gradualmente reemplazado por sucrose en estas bebidas gaseosas y ha sido considerado como un potencial agente para el aumento de la prevalencia de obesidad. En un estudio publicado en 2008 en la revista de Obesidad en Londres, titulado; "Bebidas azucaradas en la patogenesis de obesidad y enfermedad cardiovascular", Brown CM y colaboradores determinaron que hay considerable evidencia que la fructosa más que la glucosa, es el componente de azúcar más peligroso vinculado a riesgo cardiovascular.

Otro estudio publicado en 2004 en la Revista Americana de Nutrición, mostró una relación entre disfunción endotelial y marcadores de inflamación con padrones de alimentación, la disfunción endotelial es uno de los mecanismos asociados a riesgo cardiovascular. Este estudio tipo cohortes incluye 732 mujeres que trabajaban en el área de salud como enfermeras entre los 49 y 69 años, libres de cualquier enfermedad crónica, el seguimiento era a través de un cuestionario realizado entre los años 1986 y 1940. Ellas seguían un patrón de alimentación con carnes rojas, dulces, postres y papas fritas y algunos granos refinados, mostrando una relación positiva con los marcadores de inflamación como proteína C reactiva, interleucina E, selectina, sICAM y sVCAM. El estudio sugirió un mecanismo entre los padrones de alimentación y la patogénesis de enfermedades cardiovasculares. Otro estudio hizo la comparación entre dietas de bajo índice glicémico y su impacto en obesidad y enfermedades crónicas, fue publicado en 2003 en la revista de Food Sci Nutr. Concluyó que comidas de alto índice glucémico están asociados con un alto riesgo de enfermedades crónicas tales como obesidad, enfermedad cardiovascular y diabetes. Otro estudio más reciente de Agosto de 2010 denominado CARDIA con el título "Bebiendo bebidas calóricas incrementa el riesgo de resultados cardiometabólicos adversos y aumenta el riesgo de desarrollar enfermedades en arterias coronarias en jóvenes adultos, este fue un estudio prospectivo de 20 años tipo cohorte que incluyó 2774 adultos. El consumo de las bebidas azucaradas fue durante siete años y después de este seguimiento los resultados fueron que el consumir estas bebidas se relaciona a un riesgo alto de aumento de la circunferencia de la cintura, alto colesterol malo o LDL, alto triglicéridos y también a presión alta. Los resultados sugirieron que el consumo de bebidas azucaradas está asociado con riesgo cardio metabólico. Ya un estudio más reciente de 2014 publicado por la revista británica de Nutrición confirmó que la ingestión de bebidas azucaradas sobre todo las que contienen fructosa incrementa la presión sanguínea en humanos saludables. Por la misma época en una revista de cardiología un estudio titulado: "Lo errado de cristales blancos: no sal pero azúcar como causa de hipertensión y enfermedades cardio metabolicas", concluyo que las bebidas con fructosa, pueden incrementar la presión sanguínea y la variabilidad de la presión. En otro estudio publicado en la revista Circulation de cardiología de 2010, se concluyó que el consumo reducido de bebidas endulzadas y azúcares fue significativamente asociado con reducción de presión arterial. Esto es que estas restricciones de azúcar en la dieta son una estrategia perfecta para disminuir los niveles de la presión.

En la revista "Stroke" de 2015 este estudio llevó a determinar los efectos de varios sustitutos artificiales del azúcar y su relación causal con injuria cerebral isquémica y células endoteliales en ratones. Este estudio concluyó que el consumo de sustitutos artificiales agrava el daño isquémico cerebral.

El Rol del Azúcar y problemas de comportamiento en Niños

La hiperactividad es un problema común en niños especialmente en los hombrecitos. Este problema se hace más común y se intensifica cuando vemos que tienen una dieta a base de azúcares, aditivos y preservantes. Un estudio de España confirmó que estos niños sufren más de déficit de atención e hiperactividad, este estudio fue publicado por la Revista de Enfermería en 2001. Otros estudios más antiguos de 1995 publicados en la revista de Pediatría por el Dr. John TW confirmó que comiendo simples azúcares causa un comportamiento adverso y efectos cognitivos en niños. Los investigadores encontraron respuestas metabólicas, hormonales y síntomas en niños saludables después que ingerían azúcar. El hipocampo es una región importante para aprendizaje y memoria y la fructosa induce a disfunción de esta región. Resultados muestran que el consumo de 10% de fructosa puede provocar insulino resistencia e inflamación del hipocampo. En un estudio publicado en 2013 en la Revista Británica de Nutrición, Dr. Bridal y colaboradores evaluaron los efectos de bebidas variando en carga glucémica postprandial en respuesta a la glucosa ingerida, el apetito y capacidad cognitiva en niños de 10 y 12 años, en este estudio que fue doble ciego y aleatorio fueron incluidos 40 niños se evaluó velocidad de procesamiento, memoria, atención y velocidad perceptual. En este estudio se observa que niñas demostraron recordar menos palabras, en ellas se observa un déficit de memoria reciente, a diferencia de los niños.

Otros trastornos mentales relacionados con el consumo de azúcar son depresión y esquizofrenia, estudios han demostrado que existe una asociación entre el consumo de lácteos y azúcares refinados y el aumento de la prevalencia de estas enfermedades.

El Azúcar te envejece

Haz escuchado un antiguo refrán que dice: "Si de joven hubiera sabido que me iba a envejecer y a morir, creo que hubiera vivido de otra manera", no esperes a que esto te suceda. Sabías que la fuente de la juventud está en tus manos, solo que todo el mundo te lo había ocultado, hasta ahora. Bueno te podría hacer mención de muchos artículos que concluyen que el aumento de consumo de azúcares acelera tu edad y además puede acortar tus años. Esto es porque nuestros cromosomas, los que configuran tu ADN, tus características físicas y sexo, que se encuentran en el núcleo de las células, tienen brazos por decirlo así, estos brazos llamados telómeros, estas estructuras conforme avanzamos en edad, se van acortando también. Estudios han mostrado que el consumo de azúcar tiene un impacto sobre estas estructuras, haciendo que se acelere este acortamiento, esto es lo que el azúcar promueve rápido envejecimiento y muerte próxima. Además de este fenómeno, el consumo de azúcar provoca aumento de la resistencia a la insulina esto a su vez genera aumento de la producción de cortisol, hormona del estrés y niveles altos de esta hormona se traducen en más arrugas. Esto es porque el azúcar produce negativos efectos sobre los queratinocitos epidérmicos, lo que fue constatado en un estudio publicado en 2007 en una revista de la Academia de Ciencias de Nueva York, donde se analizó después de tres días de consumo de azúcar una alteración de los queratinocitos epidérmicos. En otro estudio de 2004 la hipótesis de que la restricción de comidas con alto índice glucémico y grasas hidrogenadas podrían evitar muchas enfermedades e inclusive resultar en extensión de vida fue comprobado.

Hígado y Azúcar

¿Sabías que aumentando el consumo de fructosa generas una enfermedad llamada Higado graso? Esto sucede porque el hígado es incapaz de digerir grasas como resultado se adhieren a su superficie, pudiendo provocar insuficiencia hepática y muerte de tus hepatocitos pudiendo acabar en hepatitis fulminante y requiriendo un trasplante de hígado. Los estudios han demostrado que las bebidas azucaradas son una causa importante para que esto ocurra. Datos estadísticos muestran que el 31 % de adultos americanos y 13% de niños han desarrollado algún grado de hígado graso o de esteatosis hepática como es conocido dentro de la terminología médica. La esteatosis hepática no alcohólica, puede ser tan grave que puede llegar a requerir transplante hepatico. Esto debe colocarnos en alerta y pensar que cada vez que compramos los tan conocidos refrescos azucarados y gasificados, podríamos estar causando daño a nuestros niños y también a nuestra familia. Así lo confirman dos estudios publicados, uno en la revista de Hepatología en Noviembre de 2009 y otro en la revista de Gastroenterología Mundial en Junio de 2010, ambos estudios revisaron la relación entre el consumo de este tipo de bebidas y hígado graso, confirmando su relación directa.

En 2011 muchos de nosotros servimos de conejillos de indias para las industrias consumiendo altas concentraciones de fructosa en los diferentes productos sin conocer de los peligros a los que nos enfrentamos. En aquella época algunos laboratorios descubrieron que las etiquetas estaban mal elaboradas, los investigadores descubrieron que el total del contenido de azúcar de las bebidas estaban en 128% por encima de lo que la etiqueta decía, este hecho fue publicado en la revista de Obesidad en 2011 y el estudio fue realizado en 23 tipos de bebidas azucaradas.

Dos estudios importantes uno publicado en la revista de gastroenterología en 2010 por Nseir W. y colaboradores concluye que el consumo de bebidas gaseosas puede incrementar la prevalencia de enfermedades del hígado, principalmente porque estos productos con aditivos azucarados que incrementan la resistencia a la insulina y la inflamación. Tu veras que dejando estas bebidas no solo harás que tu hígado trabaje menos sino que evitarás que se enferme.

El Azúcar tu enemiga y amiga de tu balanza

He llegado a la conclusión con la evidencia científica revisada que el alto consumo de carbohidratos y granos de alto índice glucémico te convierte en obeso también concluí que disminuyendo el consumo de bebidas azucaradas podemos reducir la prevalencia de obesidad y enfermedades relacionadas. Ensayos controlados y aleatorios en niños y adultos durante un seguimiento de seis meses a dos años, han mostrado que la disminución de bebidas reduce el gano de peso. Uno de estos estudios fue publicado en la revista de diabetes de 2014, titulado "Azúcar en la dieta y peso corporal. Otro estudio publicado en la revista de Obesidad de Agosto de 2013 titulado curiosamente asi, "Resuelto: Hay suficiente evidencia científica que disminuyendo el consumo de bebidas endulzadas reducimos la prevalencia de obesidad y de enfermedades relacionadas a obesidad". Este estudio demostró que bebiendo estas bebidas incrementamos en 55% el riesgo de ser obeso o de tener sobrepeso comparando a los niños que beben menos este tipo de bebidas. Así mismo estos niños tendrían un riesgo de 26% de desarrollar diabetes tipo 2 comparado con los niños que consumen estas bebidas menos frecuentemente. En un estudio publicado en 2012 en la revista clínica de Nutrición fue comparado los efectos entre las bebidas endulzadas con sucrose, la leche iso calórica y las bebidas no calóricas, después de 6 meses de seguimiento y de consumo de estos tres tipos de bebidas se observa un cúmulo de grasa ectópica y lípidos aumentando el riesgo de enfermedades cardiovasculares y enfermedades metabólicas.

Definitivamente las bebidas azucaradas son bebidas que contienen endulzantes calóricos añadidos, tales como sucrose, jarabe de maíz alto en fructosa o jugos de frutas concentrados. Estos están formando parte de todas las bebidas casi existentes en el mercado como las bebidas gaseosas, las carbonatadas, bebidas energéticas, jugos de frutas, bebidas deportivas, bebidas con vitaminas. Numerosos estudios muestran la relación directa entre el consumo de estas bebidas y el aumento de peso, diabetes tipo 2 y riesgo cardiovascular, así también incrementan el riesgo para insulinorresistencia llevando a cuadros de inflamación crónica. Es necesario que estas bebidas sean reemplazadas por alternativas más saludables como agua para reducir el riesgo de obesidad y enfermedades crónicas.

Actualmente México es el país con aumento reciente de obesidad. El gobierno tomó una actitud frente a este incremento de obesidad, aumentando el impuesto de venta de bebidas azucaradas en 1 dólar, esto fue hace tres años; lamentablemente parece no haber contribuido para que los Mexicanos disminuyeran el consumo de estas bebidas, por el contrario aumentó en 17%. Esto fue discutido por la comisión de salud de este país, la polémica principal es que el etiquetado de estos refrescos no es el correcto, el consumidor no sabe cuánto de azúcar al final están consumiendo. El consumo de refrescos aumentó paralelamente al aumento de la obesidad, en 2014 el 39% de la población padecía de sobrepeso, del cual el 13% era obeso. México ocupa el primer lugar en obesidad infantil y el segundo en adultos obesos. Al año mueren 2.4 millones de personas por las enfermedades que causa la obesidad.

La obesidad es una enfermedad consecuencia de alteración hormonal por causa del consumo de altas cantidades de azúcares, el Dr. Robert Lustig endocrinólogo ya citado anteriormente, pediatra muy reconocido en el área de obesidad infantil en California; menciona que hay un desbalance entre leptina y grelina, normalmente cuanto estamos satisfechos la leptina aumenta y la grelina disminuye, la hormona leptina es la que te dice para de comer, ya es suficiente, sin embargo los que son obesos tienen una resistencia a la leptina. Esto sucede en personas que consumen altas concentraciones de azúcares, estas personas tienen resistencia a la insulina y resistencia a leptina. El investigador menciona que estos pacientes tienen una disminución también de la secreción de dopamina, no teniendo placer comiendo, por eso es que acaban comiendo más y más, buscando esta sensación, esto es encontrado en 1.5% de obesos. El investigador también vio que hay una lesión del hipotálamo específicamente del núcleo accumbens que es el que responde a leptina. Este fenómeno también se da en las embarazadas, que cuando se exponen a altas concentraciones de azúcar pueden causar resistencia a la insulina en el feto. Pero todo este proceso es modificable, las hormonas pueden ser modificables.

En un estudio de 2006 publicado en una revista Americana de Nutrición clínica, los investigadores revisaron 30 publicaciones relacionados al consumo de bebidas azucaradas, sus hallazgos mostraron una positiva asociación entre bebidas azucaradas, ganancia de peso y obesidad en ambos tantos niños y adultos.

Síndrome metabólico y Azúcar

Al salir en la calle puedes ver muchas personas barrigudas, generalmente un aumento de la circunferencia de cintura como 40 hinchas en el hombre y 35 hinchas en la mujer, es un síntoma de los cinco que caracterizan esta enfermedad. Otro es la elevación de la presión arterial manteniendo niveles iguales o superiores a 135 de sistólica o de máxima e iguales o superiores de 85 mmHg de diastólica o mínima. Los otros tres son laboratoriales triglicéridos más altos o igual a 150 mg/dl, colesterol bueno o HDL debajo de 40 mg para el hombre y 50 mg para la mujer y por ultimo niveles anormales de glucosa igual o superior a 100 mg/dl. En la actualidad 5 de cada 20 personas sufre de síndrome metabólica, esta es la estadística de Estados Unidos.

Estudios en ratas han mostrado que beber bebidas ricas en fructosa durante 8 semanas puede causar síndrome metabólico. Un estudio de 2004 publicado en Octubre en la Revista clínica de Nutrición, concluyó que el consumo de bebidas altos en azúcares está asociado con la prevalencia de síndrome metabólico en específicas poblaciones diferenciadas por sexo y raza.

En otro estudio de 2009 publicado en una Revista de Fisiología del Comportamiento se hizo una comparación de dietas en jóvenes adultos con factores de riesgo para síndrome metabólico y en este estudio se concluyó que el consumo moderado de bebidas azucaradas puede llevar al inicio de cambios desfavorables en el perfil lipídico y hepático.

Azúcar y cómo impacta en tu Piel

Al consumir más azúcar aumentamos la resistencia a la insulina como ya mencionamos repetidamente, esto va a aumentar la producción de grasa en tu piel así como el aumento de actividad de hormonas androgenicos, o sea masculinizantes, va a producir acné en tu piel. Además, el aumento de glucosa en tu sangre disminuye tu colágeno esto te va a envejecer más rápido. Esto se explica de la siguiente forma; existe un mecanismo llamado de glicación, la ingesta crónica de azúcar activa este mecanismo, lo cual causa daño de las fibras en la piel, lo cual resulta en manchas, arrugas y decoloración. En otras palabras, los signos típicos de edad manifestados. Por otro lado, este mecanismo de glicación libera radicales libres, los cuales no solamente contribuyen a acelerar la edad sino que también hace la piel más vulnerable al daño del sol, aumentando el riesgo de cáncer de piel. En 2014 fue publicado un estudio en la revista de salud pública que concluyó que, bebiendo bebidas con altas concentraciones de azúcar, encontraba los telómeros.

La primera idea de que el azúcar acelera la edad viene de una teoría de 2003, el autor evaluó estudios sobre los beneficios de restricción calórica y la extensión del tiempo de vida y estudios sobre el impacto de azúcares y grasas para ofrecer un paso para futuras investigaciones donde la restricción de alimentos con alto índice glucémico podría evitar muchas enfermedades y podría resultar en vida larga.

Existen dos cosas que envejecen una es el aumento de la hormona del cortisol o también llamada hormona del estrés y la otra es el consumo del azúcar. ¿Cuál de las dos crees tú puedes controlar mejor?

En otra revista Ann. De la Asociación Académica de Ciencias de Nueva York, fue mencionado que entre los efectos negativos de usar glucosa y glyoxal durante tres días de tratamiento, lo más resaltante fue encontrar efectos negativos en los queratinocitos epidérmicos, esta investigación fue realizada por Bergel y colaboradores. Otros estudios demuestran que grandes montos de carbohidratos en la dieta pueden significativamente afectar la salud y el tiempo de vida de un anciano, este estudio de autor Mc Donald R.B coincidencia mis queridos, fue publicado en 1995 en la revista Americana de Nutrición Clínica, con el tema de Influencia de sucrose en la dieta sobre la edad biológica.

El proceso de glicación no enzimática mencionado es el fenómeno por el cual el grupo carbonilo de glucosa puede directamente condensar con un grupo amino libre, es una reacción química del organismo frente a los azúcares y conduce al envejecimiento de la piel a través de la degradación tisular, esto quiere decir que este mecanismo puede estar relacionado al proceso de edad y a las complicaciones tardías de diabetes.

Complicaciones relacionadas con el Azúcar pueden ser tratadas

Oseas:

Entre las complicaciones relacionadas con el consumo de azúcar está la **osteopenia** caracterizada por la baja densidad ósea y la **osteoporosis** que es la disminución de masa ósea.

Entre los suplementos que sirven de nutrientes para los huesos: Tenemos la vitamina D, potasio, Magnesio, Calcio y especialmente Estroncio. Este último incrementa la densidad ósea en 170% mucho más que cualquier otro medicamento.

Actúa en los dos aspectos disminuye la reabsorción ósea y estimula la formación ósea. El tratamiento es seguro y no tiene efectos adversos y está en la forma de citrato esta es altamente biodisponible. Este junto con el calcio usa la misma vía de absorción. La recomendación es tomar este en la dosis de 340 a 680 mg cada mañana asociado a una fórmula de reconstrucción ósea.

Tiroides:
Síntomas de baja tiroides:
Intolerancia al frío, ganancia de peso, dolores y adelgazamiento de las cejas.

Síntomas de Iodine bajo:
Ansiedad por el dulce, baja temperatura corporal (debajo de 98.3 de temperatura)
Fatiga, dolores en mamas o quistes. La dosis de Iodine es de 6.25 a 12.5 mg diariamente.

Iodine y Tirosina ambos son esenciales para el buen funcionamiento de la tiroides:
Iodine y L tirosina constituyen las hormonas de la tiroides.
Otro elemento importante es el selenio.

Ojos secos y boca seca

Omega 7 es un recurso de ácidos grasos y antioxidantes, reduce la inflamación y aumenta la microcirculación. Una fuente de omega 7 es el aceite de Buckthorn

Este puede restaurar las membranas secas de ojo, boca, vagina y tracto gastrointestinal. Además enlentece el proceso de envejecimiento de la piel, porque hidrata, incrementa la suavidad y elasticidad y disminuye las arrugas. La recomendación de la dosis de este aceite es de 1000 mg dos veces al día.

Depresión y Ansiedad

La ansiedad por el dulce puede ser asociada con bajos niveles de regulación de químicos cerebrales que determinan el humor: Serotonina, dopamina, norepinefrina. Los picos de glucosa pueden desencadenar disminución de la serotonina y empeorar la depresión y ansiedad.

Los omegas pueden reducir la depresión, mejorar la función del cuerpo y dar un soporte a la mente, disminuyendo los olvidos asociados con depresión. Fosfolípidos asociados a los ácidos grasos del salmón 1 a 2 tabletas diarias remplaza 8 a 16 cápsulas de aceite de pescado.

Dolor

El consumo de azúcar promueve inflamación crónica, la inflamación lleva a muchas enfermedades comunes tales como diabetes, enfermedades cardiacas y obesidad. La inflamación también es una de las causas de dolor, además de ser la base de todas las enfermedades. La mayoría de los anti inflamatorios tienen efectos colaterales. Lo aconsejable es tomar anti inflamatorios naturales como el turmeric o curcumim que actúa bloqueando la ciclo oxigenasa una de las vías de la inflamación sin efectos adversos. El curcumin más la boswellia, DLPA (DL fenilalanina) y nattokinase seria tambien recomendado.

Asma y Colitis

El común denominador es la inflamación, en ambos casos el curcumin y la boswelia son recomendados.

Existen otras complicaciones citadas anteriormente cada complicación tiene un abordaje diferente, pero siendo el denominador común el azúcar y la inflamación que provoca recordemos retirar el azúcar, harinas blancas y productos refinados, así como bebidas con alto contenido de azúcar y usar curcumin para todos los casos ayuda a bajar la inflamación que es la base todas las dolencias y que el azúcar es la causante de esta.

Parte VI

No es importante lo que comes sino lo que dejas de comer.

Genética no es destino

El hecho de que tus padres o en tu familia tengan historia de diabetes u obesidad, no quiere decir que tu también tengas lo mismo. Existen enfermedades en que la genética es determinante o tienen una ponderación mayor como el cáncer, en este caso una mutación genética familiar puede triplicar tu riesgo para determinados tipos de cáncer, por ejemplo, tener una mutación genética del BRCA1 aumenta tu riesgo de cáncer de ovario en 60 a 80% y de seno en 40 a 60%, pero estos son números estadísticos y no es algo determinante, como en el caso de obesidad, síndrome metabólico, diabetes mellitus y otras enfermedades.

En el caso donde hay padres diabéticos, por ejemplo, los niños no necesariamente serán diabéticos, claro ciertamente si siguen los mismos patrones de alimentación lo más probable es que también lo sean. Algunos genes son determinantes otros no y dependen del estilo de vida y de la alimentación que sigas para modificar ellos.

Como no morir de Diabetes

La diabetes tipo 2 ha sido conocida como la "Muerte Negra del siglo XXI" debido a su impacto devastador en la salud de las personas que la padecen. Alta cantidad de grasa, dieta altamente calórica y pobre estilo de vida, ha determinado que más de 21 millones de americanos tienen diagnóstico, a partir de los años 90. Conforme la predicción de CDC (siglas en inglés para definir el Centro de Control de enfermedades) 1 de cada 3 Americanos será diabético a la mitad de este siglo. Esta enfermedad causa acerca de 50 mil casos de insuficiencia renal, 75 mil casos de amputaciones de miembros inferiores, 650 mil casos de pérdida de visión y acerca de 75 mil muertes por año. La causa principal de las complicaciones de diabetes es que este exceso de azúcar provoca lesión de la microcirculación a través de todo el cuerpo, esto es porque diabetes puede llevar a ceguera, falla renal, ataques cardiacos e infartos cerebrales. Altos niveles de azúcar pueden dañar tus nervios, creando una condición conocida como neuropatía que puede causar adormecimientos y calambres, así como dolores, además de eso la pobre circulación puede llevar a daños serios que llevan a amputaciones. La exacta causa de diabetes tipo 1 es desconocida, existe una predisposición genética combinada con la exposición de agentes ambientales e influenciada por infecciones virales y/o agentes en la leche de vaca, todo esto puede jugar un rol importante para desencadenar esta enfermedad. Diabetes tipo 2 previamente conocida como diabetes del adulto afecta alrededor de 90 a 95% de Americanos. En este tipo el páncreas puede todavía producir insulina, pero esta insulina no trabaja muy bien. Según informe del CDC se estima que 29 millones de americanos que tienen diabetes no fueron diagnosticados, esto es 9% de la población de los Estados Unidos.

Muchos estudios han demostrado que personas que comen significativamente grandes cantidades de legumbres (como garbanzos, lentejas, frijoles, etc.) tienden a perder peso, afinar su cintura y disminuir su presión arterial comparada con los que no comen legumbres. Reduciendo tu cintura puedes prevenir pre diabetes. Otro punto importante es que si tus células beta del páncreas que son las que producen la insulina son expuestas a grasa saturada, estas células van a comenzar a morir. Lo contrario es observado cuando consumimos más grasa insaturada la que se encuentra en plantas y semillas (aguacate y nueces por ejemplo). Esto quiere decir que si tú tienes más grasa saturada en tu sangre, tendrás más riesgo para desenvolver diabetes tipo 2. Una dieta basada en plantas ayuda a perder peso porque la mayoría de las plantas están formadas por nutrientes densos y bajas en calorías, así que tú comiendo más cantidad puedes perder más peso. Mejorando el azúcar sanguínea puedes reducir el riesgo de enfermedad cardiovascular comparado con otros que siguen dietas que incluyen más productos de animal. Además, quienes evitan carne parecen tener significativo bajo riesgo de ambos prediabetes y diabetes, que esos que siguen una dieta basada en plantas con un consumo ocasional de carne, incluyendo pescado. Llevando en consideración que el 95% de nuestra comida contaminada está en las carnes principalmente. Investigadores de la Universidad de Harvard identificaron un químico en particular hexaclorobenceno, como un potente factor de riesgo para esta enfermedad. Las sardinas en lata fueron encontradas como las más contaminadas con este componente, así como el salmón. Dos docenas de pesticidas fueron detectados en los filetes de salmón. Por esto es por lo que el salmón de granja puede resultar ser el peor conteniendo más de diez veces más de una clase de químicos tóxicos llamados PCBs (bifenilos policlorados) Ambos componentes tóxicos están asociados con diabetes. Algo que siempre me preguntan es que si los que consumen solo vegetales tienen suficientes nutrientes; investigadores han encontrado que esos que llevan una dieta vegetariana variada consiguen tener mucha fibra, buena cantidad de vitamina A y vitamina C, así como vitamina E y la gran variedad de vitaminas B, también como calcio, magnesio, hierro y potasio. Los vegetarianos queman más grasas porque tienen una expresión alta de un gen que incrementa una enzima llamada carnitina palmitoiltransferasa que lleva la grasa hacia la mitocondria de tus células haciendo que esta grasa se desintegre por la oxigenación. En un estudio EPIC PANACEA fue encontrado que el consumo mayor de carne está asociado con ganancia de peso y que una de las carnes más ricas en grasa es el pollo "poultry". Se determinó también que hombres y mujeres con un consumo de una onza de pollo diario, tuvieron un significativo aumento de peso e inclusive de índice de masa corporal sobre los catorce años de seguimiento en comparación a esos que no consumieron pollo.

Con relación al uso de insulina como tratamiento, está por ella misma puede acelerar la edad, empeorar la visión, hasta la pérdida, además de promover cáncer, obesidad y arteriosclerosis, la insulina puede promover inflamación en las arterias, todo esto puede estar influenciando en el aumento de muertes con esta enfermedad. Además de inducir a mayor resistencia a la insulina. Con relación a la cirugía para diabetes y obesidad, la cirugía de "bypass gástrico" efectivamente reduce el tamaño del estómago en 90% o más, es uno de los tratamientos más efectivos para diabetes tipo 2 con el cual se ha reportado una remisión de los casos de diabetes en hasta 83%. Con lo expuesto llegó a la conclusión que siempre va a ser mejor en vez de reducir la cantidad de comida que tú ingieres, es posible revertir la diabetes mejorando la calidad de esta.

Soluciones inteligentes serían, primero conocer el nivel de tu glucosa en sangre, repetir el examen a cada seis meses. Segundo perder peso, personas que pierden peso disminuye su riesgo de diabetes en alrededor de 70%, el consumo de grasa deberá ser el 30% del total de calorías de grasa y menos que 10% de grasa saturada, en carnes y derivados lácteos. Comer carbohidratos inteligentes, esto significa consumir carbohidratos contenidos en frutas y vegetales, así como granos completos estos por contener más fibra disminuyen el tránsito intestinal y controlan mejor el nivel de glucosa en la sangre. Otra orientación es la actividad física, caminando 150 minutos en la semana, garantizas que tu cuerpo combata mejor la resistencia a la insulina, conociendo que con el ejercicio tú aumentas la sensibilidad de las células a la insulina así como la utilización adecuada de la misma.

No dejes que te conviertan en Diabético

Es impresionante como existen en la internet informaciones equivocadas que trata de confundirnos aún más como www.sweetsurprise.com y www.cornsugar.com estos tratan acerca del jarabe de maíz alto en fructosa, tratando de eliminar los hechos de tantas y tantas investigaciones, usando algunas afirmaciones de autoridades o manipulando algunos enunciados de médicos, muchos son profesores de la Universidad de Harvard. La pregunta sería ¿por qué la Industria del maíz está gastando millones para desinformar a los consumidores? Porque probablemente esto podría repercutir en su economía. Existe mucha desinformación e información distorsionada. Por eso es importante que leamos libros y artículos de investigación que están bien documentados. La desinformación podría llevarnos a un estado de comodidad. Una de las reglas básicas para no ser engañados es no buscar en las páginas web del producto, es obvio que la empresa va hablar bien de su producto tampoco no guiarnos por campañas millonarias que estas empresas realizan, otro consejo es no guiarnos por la afirmación de un amigo o vecino y si ser guiados por la investigación, basada en la literatura.

La Medicina convencional y la reversión de Diabetes

Si tu tratamiento para revertir la diabetes en cuanto a alimentación se refiere sigue los lineamientos de la Academia Americana de Endocrinología, lamento decirte que probablemente no sea la adecuada, las directrices de la academia orientan que la dieta tiene que estar compuesta por 60% de harinas, granos y frutas, por otro lado limita las gorduras a 15%. Estos alimentos como harinas, granos y frutas incluyendo las de alto índice glicémico, estimulan la resistencia hepática a la insulina y elevan la glucosa sanguínea; las grasas no hacen eso. La explicación que la Academia da para esto es que estos alimentos suministran energía para el cuerpo y al no ser consumidos, el cuerpo comienza a utilizar como fuente de energía los músculos. Concepto que es discutible y que ha costado ojos, riñones, cerebros, corazones y muchas vidas.

Un estudio en la Revista Británica de Medicina, señala que muchas de las evidencias analizadas para la elaboración de estas directrices son estudios realizados con el patrocinio de empresas de la industria, en otras palabras sin transparencia y con manipulación de la información a favor de ellos. Esto nos ha costado que desde los años 80, la diabetes tipo 2 se haya cuadriplicado y la obesidad duplicado.

Mencione anteriormente este estudio "Prospectivo urbano rural epidemiológico" titulado con las letras PURE, que fue publicado recientemente y que levantó más polémica acerca de las directrices de la Asociación Americana de Endocrinología, este estudio en el cual fueron seguidos 135,335 personas alrededor del mundo encontraron que no hubo efecto en la mortalidad cardiovascular con una dieta con alto consumo de grasa saturada. Esta evidencia se suma a las tantas evidencias de otras 30 revisiones realizadas sobre las grasas, ensayos clínicos y estudios observacionales realizados desde la década pasada hasta la fecha. Lo más preocupante de todo es que este estudio PURE encuentra una asociación entre los bajos niveles de grasa saturada recomendación de la Academia y el aumento de riesgo de accidentes cerebro vasculares. Este estudio que fue publicado en la revista Lancet, concluye que las directrices globales deberán ser reconsideradas teniendo el conocimiento de las evidencias de este reciente estudio. El autor de este estudio el Doctor Yusuf Salim, professor titular del departamento de medicina cardiovascular de "McMaster University" e inmediato presidente de la Federación Mundial Del Corazón, hace hincapié también que "grasas saturadas en moderación parece ser buena para todos".

El Estudio PURE adicionalmente encontró que hubo bajo riesgo cardiovascular o mortalidad total, para los que consumen más grasa por encima del 45% de calorías como fue medido en el estudio. Siendo que la mortalidad fue extremadamente elevada para aquellos que consumían solamente entre 32 y 34 % de grasas, como lo orienta la Academia y sus directrices. Este Estudio PURÉ también sostiene que dietas altas en grasas lleva a más pérdida de peso y mejores resultados en el control de Diabetes tipo 2. Las próximas directrices saldrán en 2020 esperemos que el Congreso tome parte y que el proceso de reforma sea factible y transparente para restaurar así la salud de la Nación.

Estrategias para balancear tu Azúcar

Existen tres puntos claves para conseguir el balance del azúcar en tu cuerpo: Mantener una buena nutrición, practicar regularmente actividad física y manejar bien el estrés. Si, la alimentación es fundamental para alcanzar la victoria, mi filosofía es que tenemos que mantenernos en bajo índice glucémico, frutas y vegetales que no desencadenan una grande respuesta a la insulina. Si nos adherimos a un plano de bajo índice glicémico no sólo podemos acabar con el deseo del dulce, sino que también controlamos la ansiedad de comer sin tener hambre y además perdemos peso. Tú encontrarás que teniendo comida saludable con grasas de buena calidad además de tener buen sabor te dará saciedad. En mi programa tú encontrarás las 5 comidas durante el día todas orientadas con bajo índice glicémico y con la mayor cantidad de antioxidantes. Encontrarás algunas recetas al final del libro que te ayudarán en el proceso. La actividad física es también un factor crítico en el balance del azúcar sanguíneo, por ejemplo, construir músculos ayuda al cuerpo a usar la insulina más eficientemente disminuyendo tu azúcar sanguínea y niveles de insulina llevándote a perder peso y cortar de raíz los riesgos de salud. La tercera llave para el balance del azúcar es dormir bien y reducir el estrés. Llevando en cuenta estas tres llaves tú tendrás una vida llena de energía y salud.

Existen pequeños pasos que pueden tener en cuenta para librarte del azúcar en tu día:

1. Incrementa los verdes en tu dieta, por lo menos el 50% de tu plato tiene que ser compuesto de verdes, 25% proteína, 25% granos completos y otros almidones saludables.
2. Utilizar especias en tus comidas, los amargos como tomillo, romero por ejemplo.
3. Evitar alimentos procesados y refinados.
4. Reconocer los ingredientes y componentes nutricionales que no se deben consumir, sobre todo los azúcares enmascarados.
5. Práctica observar tu plato, tienes que tener una proteína, un amido completo (granos, papa, pan de brotes por ejemplo), un recurso de buena grasa y tu plato mayormente verde.

Beneficios de balancear el Azúcar

1. Fácil pérdida de peso: Sin ansiedad por el dulce, tendrás un buen control de azúcar sanguínea, cuando no tienes un buen control puedes hacer más lento el proceso de quemar grasa, uno se queda detenido en el ciclo de sobre comer y ganar peso.
2. Energía: Lo que uno come afecta su energía igual como el peso. Comer carbohidratos de alto índice glicémico tales como pan blanco, snacks dulces y bebidas azucaradas esto lleva a que la insulina aumente, lo que genera liberación en baja azúcar sanguínea causando fatiga. Así cambiando a mejor calidad de fuentes de energía como frutas y vegetales

y grasas saludables esto te mantendrá en alerta y con energia por horas.

3. Fertilidad mejorada: Síndrome de ovario poliquístico, lleva a infertilidad en mujeres, esto es un serio problema de salud que envuelve insulino resistencia. Investigadores han confirmado que síndrome de ovario poliquístico puede ocurrir con o sin quistes de ovario. Altos niveles de insulina en ovarios aumenta los hormonios masculinos con disrupción de ovulación, aumento de cabello, grasa en la cintura y aumenta tu riesgo para diabetes, enfermedad cardiaca y algunos cánceres. Guardando tu azúcar sanguínea y mejorando tu sensibilidad a la insulina puedes ayudar a corregir el balance.
4. Una gestante saludable y bebé saludable: Balanceando tu azúcar sanguínea con una dieta saludable y actividad física regular pueden ayudar a evitar diabetes en la gestación, así como disminuyendo tu riesgo para diabetes tipo 2 en fases más tardías de tu vida y así protegerás tu bebé de injuria durante el parto y de problemas con el azúcar sanguínea después del nacimiento.
5. Niños saludables: Inactividad, comida rápida y una dieta rica en azúcar podría costar la salud de tus hijos que también podrían ser los futuros diabéticos.
6. Disminuyendo el riesgo para problemas devastantes devastadores de salud, altos niveles de azúcar sanguínea e insulina pueden dañar cada célula y órgano en el cuerpo, aumentando el riesgo para ataque del corazón y accidente cerebrovascular y presión sanguínea así como diabetes, cáncer, ceguera, falla renal, amputación y más. Controlando tu azúcar

sanguínea con estrategias de estilo de vida puedes reducir tu riesgo para potenciales complicaciones.

7. Mejorar tu memoria: Personas que mantienen un nivel de azúcar normal están más sujetos a tener problemas de memoria y aun problemas para recordar. Sin embargo niveles de azúcar normal protegen contra la pérdida de memoria y tal vez contra la enfermedad de Alzheimer.

Dale una oportunidad a las grasas

Dos estudios bien conocidos como ACCORD y ADVANCE señalan a las harinas y granos como causantes de obesidad, diabetes e infarto del miocardio. Esto nos obliga a revisar los mecanismos utilizados para controlar la glucosa. Y les voy a contar que después de revisar algunos estudios bien interesantes que citare próximamente; encontré que la solución está en las grasas, estas no solo controlan el azúcar de tu sangre sino que también producen saciedad y te adelgazan. Estas grasas con o sin colesterol, saturadas o no, actúan aumentando el colesterol bueno o HDL, lubricando tu piel y manteniendo saludable tu intestino, el intestino es un órgano endocrino también, para quien no sabe. En un estudio publicado en "The American Journal of Clinical Nutrition" 2004 por Robert H. Knoppen y Barbara M. Retzlaff, ellos encontraron que el consumo regular de grasa saturada está asociado con menor progresión de enfermedades de arterias coronarias de acuerdo con angiografía cuantitativa. Ellos compararon los efectos de una dieta baja en grasa y alta en carbohidratos y una dieta alta en grasa y baja en carbohidratos así como los resultados de hiperlipidemia e hiperlipidemia combinada. Una de las dietas donde las grasas eran menos de 25% de la energía suministrada y carbohidratos más de 60%

de energía; en estos individuos se observó triacilglicerol de 40% y disminución de HDL o colesterol bueno a 3,5%. Por otro lado los individuos que tenían una dieta basada en grasas mayor 40% y carbohidratos menores de 45%, se encontró una disminución de triacilglicerol y peso estable. Para conocimiento de todos el triacilglicerol y HDL o colesterol bueno son fuertes predictores de enfermedad coronaria en mujeres, así como aumento de la concentración de LDL es fuerte predictor para hombres.

La conclusión de este estudio fue que dietas altas en grasas y sobre todo alta en grasas saturada está asociado con disminución de progresión de enfermedad coronaria en mujeres con síndrome metabólico, una condición clínica que es epidémica en la actualidad.

Otro estudio publicado en la revista JAMA 2006, 295(6) donde se buscó la relación entre padrones de dietas bajas en grasa y el riesgo de enfermedad cardiovascular, este estudio publicado por Bárbara V. Howard, Linda Van Horn, PHd. Judith Msia MD. Estos autores evaluaron después de un seguimiento de 8 años que una dieta baja en grasa y alto en vegetales, frutas y granos disminuye el riesgo de enfermedades coronarias, accidentes cerebrovasculares enfermedades cardiovasculares en mujeres posmenopáusicas; sugiriendo que más enfoque en la dieta y estilo de vida puede ser necesario para mejorar factores de riesgo y reducir riesgo cardiovascular.

Un tercer estudio también publicado en "The American Journal of Clinical Nutrition" en 2010, un meta análisis de tipo cohortes prospectivo, evaluando la asociación de grasa saturada con enfermedad cardiovascular, los autores de este meta análisis son Patty W. Siri Tarino, Qi Sin, Frank B. Hu,

Ronald M. Krause; en este meta análisis de 347747 individuos, de los cuales 11,006 desarrollaron enfermedad coronaria, accidente cerebrovascular y enfermedad cardiovascular. La conclusión de este estudio es que no hay significativa evidencia para concluir que grasa saturada está asociada con incremento de riesgo de estas enfermedades.

Después de haber visto las conclusiones de estos estudios y de otros que pudiera también mencionar, queda más que claro que no debemos tener miedo a las grasas, pero existen si unas grasas a las que tenemos que tener miedo y estas son las que el hombre invento, llamadas también hidrogenadas estas provocan inflamación y muchas enfermedades como el cáncer. Además de estas grasas malas tenemos que tener miedo si a los carbohidratos y granos estos además de engordarnos también son la causa de hígado graso, esta fue la conclusión del estudio publicado en "American Journal Gastroenterology" 2006 Oct. 101(10) 2247-2253 "Metabolic syndrome is associated with greater histologic severity higher carbohydrate and lower fat diet in patients with NAFLD", estudio realizado en 31 pacientes con síndrome metabólico comparado dos tipos de dieta; carbohidrato con 51% de energía vs. 45% de energía y menos grasa 34% vs. 40%.

Usted alguna vez escuchó o ya le dijo a un amigo o a su doctor "No sé porque tengo los triglicéridos elevados si en mi casa comemos sin grasa", bueno con estas revelaciones de los estudios ya citados y de otros a lo largo del libro ya debe haber encontrado la razón o mejor dicho los culpables. Pero no se preocupe usted no es el único confundido la verdad que la confusión es general, imaginas que la Academía Americana también lo está sigan este link y verán la confusión con relación a PURE http://www.theheart.org/article/1042243.do

Por un lado no quieren que abusemos de las grasas en la alimentación, pero nos dan análogos que dependen de las grasas para poder actuar, como por ejemplo el análogo del GLP 1, este medicamento hace la acción de GLP 1 endógeno liberado por las células del intestino, esta substancia quita el hambre y normaliza la glucemia en quienes tienen diabetes y obesidad. Las grasas saturadas estimulan la liberación del GLP 1 substancia que es anti diabética, sin embargo los médicos preferimos indicar medicina que hacen exactamente lo mismo llamados análogos y limitamos la ingesta de grasas. Un estudio publicado en 2004 Ann Intern Med May 18, 140:7 69-77 publicado por Stem L. et al titulado "Ketogenic diet versus a low fat diet to treat obesity and hyperlipidemia" en este estudio fue comparado dieta con bajo carbohidrato versus convencional con pérdida de peso en adultos con severa obesidad.

La confusión comienza cuando definimos a las dietas sin carbohidratos como dietas locas frente a la evidencia de tantos estudios hay personas que dicen todavía que si no comes carbohidratos tu cuerpo se va comer tus músculos, es que no han conocido el mecanismo de la neoglucogénesis que es un proceso para providenciar energía sin necesidad de que consumas carbohidratos. Este proceso si tienes glucosa alta, tu hígado va comer tus músculos pero si tienes glucose baja tu hígado lo preserva. La neoglucogénesis produce los carbohidratos que tu cuerpo necesita, a partir de las proteínas de la dieta. Este mismo escenario produce cetosis (aumento de acetona en la sangre por un déficit en el aporte de carbohidratos) al contrario de lo que creímos este es un escenario ideal.

Un estudio publicado en 2011 en la revista de nutrición donde se evaluó el efecto de la dieta mediterránea cetogénica con fito extractos y bajos carbohidratos pero alta en proteína y su relación con peso, riesgo cardiovascular y composición corporal comparado con la dieta italiana, este estudio concluyó que dieta cetogénica no solo causaría reducción de peso sino que también disminuye los marcadores de riesgo cardiovasculares reducción de la circunferencia de la cintura.

Un tipo de cetosis es comer poco y eso es fácil verdad, bueno es de individuo a individuo, es esta la intención de las dietas que han cobrado popularidad como el ayuno intermitente. Considerando el aumento desproporcionado de diabetes y seguir hablando bien de granos y tubérculos es hipocresía. Es hora de corregir y hacer énfasis que una dieta orientada para diabético donde predomina en el 60% granos y tubérculos ha sido un error colosal.

Estrategias para sensibilizar tu cuerpo al Azúcar y sensibilizar tus células a la Insulina

El promedio de americanos consume 152 libras de azúcar y 146 libras de harina por año. Casi 20% de nuestras calorías diarias vienen de bebidas azucaradas como soda, bebidas deportivas, café, dulces, tés y jugos. Los azúcares lípidos o las calorías de otros carbohidratos son peores porque ellos se convierten directamente en grasa y se almacenan. Estos son biológicamente activos, incrementando tu ansiedad por más azúcar. Y desde que tu cuerpo no reconoce esas calorías como comida, tú acabas comiendo más calorías que si tú comieras comida sólida. En un estudio en la revista "Circulation" investigadores atribuyeron 184,000 muertes cada año a los efectos de beber estas bebidas azucaradas. Esas bebidas han sido prueba de causar obesidad, enfermedad cardíaca, diabetes tipo 2 y cáncer. Sabemos que azúcar y carbohidratos refinados son la verdadera causa de obesidad y enfermedad cardiaca y no las grasas, estos causan la elevación de la insulina provocando un cambio en el metabolismo y aumento del colesterol. El centro Joslin de Diabetes de Harvard es uno de los centros tops de diabetes en el mundo, cuyo fundador del mismo nombre el Doctor Elliot P. Joslin comenzó a estudiar este concepto. En 1920 se hizo referencia a una dieta compuesta de 75% grasa, 20% proteína y 5% carbohidrato para tratar diabetes, después de esto la grasa resultó demonizada entre 1950 y 1960. Los carbohidratos se convierten en grasas saturadas en tu sangre, las grasas causan enfermedades cardiacas. El exceso de carbohidratos estimula tu apetito y almacena grasa en el abdomen, lentificando tu metabolismo. Los carbohidratos se vuelven en una fábrica de producción de grasa en tu hígado (proceso llamado lipogénesis) causando eliminación del colesterol y altos triglicéridos mientras disminuye el colesterol bueno HDL y crean pequeñas y duras partículas de grasa peligrosas para el corazón llamadas partículas de LDL. En un estudio llamado "Predimed" los investigadores llegaron a la conclusión de que una dieta de alto índice glicémico incrementa la tasa de mortalidad por aumento del riesgo de enfermedades cardiovasculares en una población del mediterráneo. Así mismo una alta calidad de multivitaminas y multiminerales, así como antioxidantes optimizaran el metabolismo de azúcar sanguínea e insulina. Hay evidencias de que la toma de 2 gramos de aceite de pescado purificado rico en EPA/DHEA, un antiinflamatorio poderoso sensibiliza tus células a la insulina, balanceando tu azúcar en sangre, previniendo enfermedades cardíacas y mejorando la función del cerebro. El uso de vitamina D3 ayuda a la función de la insulina, actualmente el 80% de la población es deficiente de vitamina D, la recomendación es de 2000 UI por día si el nivel no está muy bajo.

Recomiendo también el uso de L carnitina de 300 a 400 mg dos veces al día, la carnitina ayuda a transportar la grasa hacia fuera de tus células, tal que tú puedes comer grasa más efectivamente y acelerar tu metabolismo. Otro suplemento que recomiendo es el uso de Coenzima q10 en la dosis de 30 mg dos veces por día, transforma la comida en energía dentro de la célula. Otro suplemento que podría ser indicado es el Magnesio de 100 a 150 mg, una cápsula por día puede disminuir la ansiedad, aumentar el sueño, mejorar la constipación, mejora el control de azúcar en la sangre, así como los problemas renales, siempre consulta a tu doctor antes de iniciar cualquier suplemento por cuenta propia. La indicación de fibras como PGX súper fibra que disminuye el azúcar sanguínea y controla los picos de insulina y puede también acabar con la ansiedad por el dulce y promover la pérdida de peso. La dosis recomendada es de 2-5 gramos antes de cada comida con un grande vaso de agua, también puede ser tomado en polvo trabaja mejor si tu comes a la noche si tienes ansiedad por dulce en la noche. Los probióticos con buena concentración de bacterias y con más de diez tipos de colonias pueden ayudar a mejorar tu inmunidad además de revertir diabesida (diabetes y obesidad) e intolerancia a carbohidratos. El consumo de almidón de papa 1 a 2 cucharadas en 8 onzas de agua dos veces por día, ayudará a balancear el azúcar en tu cuerpo, la marca recomendada es el Bob's Red Mill además de alimentar tu intestino, mejora el metabolismo, la sensibilidad de tus células a la insulina, ayuda el azúcar sanguínea, aumenta la quema de grasa y disminuye el almacén de grasa en tus células, optimizando tu flora bacteriana en un camino que ayuda a perder peso. Lo interesante es que las bacterias de tu intestino la digieren, no aumenta el azúcar ni la insulina y actúa como prebiótico. El balance de tu flora intestinal ha sido asociado a mejorar cuadros de obesidad, diabetes, enfermedades cardiacas, enfermedades autoinmunes, enfermedades inflamatorias intestinales, cáncer, depresión, ansiedad y autismo. Otro alimento para tus bacterias es la achicoria, esta es rica en una sustancia llamada inulina, es encontrada en las alcachofas, banana verde y plátanos. La inulina es un tipo de fibra soluble del psyllium o almidón con alta concentración de amilasa procedente de plantas. El MCT "medium chain triglycerides', aceite de cadena media de triglicéridos puede ayudar a acelerar tu metabolismo, eliminando el exceso de grasa de tu cuerpo, lo puedes agregar a tus ensaladas y vegetales, recuerda de hacer ejercicio siempre.

Existen algunas hierbas que también pueden ayudar a disminuir tu glucosa sanguínea como el fenugreek, orégano y comino. Algunos aceites como "Melissa" y "lemon palm" pueden ayudar a disminuir la glucosa en seis semanas. Existe una conexión entre elevada glucosa y disfunción de la tiroides, cuando disminuye la secreción de la glándula tiroides, disminuye T3 específicamente, también va disminuir la secreción de la hormona insulina. El mantener un suplemento de Yodo adecuada va ayudar a mantener los niveles de glucosa adecuados en sangre. Así mismo la enfermedad tiroidea puede dificultar el control de la glucosa en la sangre en parte debido a sus efectos sobre la medicación en el organismo. Un metabolismo aumentado por hipertiroidismo puede provocar que los medicamentos para la diabetes y otros medicamentos sean eliminados del organismo con mucha rapidez, lo que disminuye su eficacia. Por esto, las personas con diabetes e hipertiroidismo pueden necesitar una dosis más elevada de insulina u otros medicamentos. Con el hipotiroidismo, pasa lo contrario, los medicamentos tienden a permanecer en el sistema bastante tiempo y existe un riesgo de sobredosis de medicamentos. En la diabetes, eso podría provocar baja de glucosa en la sangre (hipoglucemia). El hipotiroidismo puede tratarse con una versión sintética de la hormona tiroidea. Sufrir de dos enfermedades endocrinas puede parecer doble problema, pero la enfermedad de la diabetes y la tiroidea pueden ser controladas eficazmente ajustando los tratamientos para ambas. Una tiroides adecuadamente controlada y calibrada puede mantener el funcionamiento del metabolismo de manera estable y esto puede ayudar en gran medida a las personas con diabetes a mantenerse saludables.

Silencia tus Antojos

La comida siempre será tu medicina, sin embargo, también puede ser tu enemiga. Saber qué es lo que comes y cómo tu cuerpo responde a lo que comes es importante. Existen alimentos que pudieran estar alterando el balance químico de tu cuerpo y tu microbiota, esto podría causar el deseo por comidas buenas o por comidas malas. Las comidas que son más adictivas van direccionadas a causar más placer y la hormona relacionada con esto es la dopamina hormona del placer, esta tiene una relación directa con la serotonina que es la hormona de la felicidad, el Doctor Robert Lustig un endocrinólogo pediatra bien conocido sobre el tema de obesidad y la influencia del azúcar en niños explica muy bien este concepto en su libro "The Hacking of America". Los alimentos que inducen a aumentar la producción de insulina serían los de alto índice glucémico, son los que van a causar una mayor concentración de insulina en tu cuerpo y mayor demanda de azúcar, productos refinados y harinas. Controlando el índice glicémico en tu alimentación conseguirás disminuir la necesidad de estos alimentos. Disminuyendo el consumo de alimentos que aumentan tu dopamina evitaras conductas adictivas y generalmente estos productos son los que activan tu dopamina. La diferencia entre placer y felicidad es que lo que te causa placer generalmente es lo que se convierte en indispensable, tú vas a requerir más y más para tener la misma sensación de agrado, lo que te causa felicidad no necesariamente requieres más, no te es indispensable para continuar, todo lo que aumenta tu dopamina te va a causar infelicidad después. Aumentar tu serotonina como dormir más, la práctica de ejercicio y el control de tu estres conducen a tu serotonina en un camino positivo. Consumir más omega 3 aumenta el triptófano que a su vez aumenta la serotonina, el pescado por ejemplo es rico en triptófano, también mantener baja fructosa en tu dieta también aumenta tu serotonina. Encontrar este balance entre placer y felicidad es importante para eliminar conductas adictivas en el comportamiento de tu alimentación. Otro punto importante es cuidar de tu microbiota, la microbiota está constituida por las bacterias que habitan en tu intestino y que van a influenciar tus hábitos de alimentación, así como tus selecciones a favor de lo que estas necesitan para crecer. Malas bacterias van a influenciar en forma negativa esto es la causa de que hagas malas selecciones como azúcares, carbohidratos, comida rápida, dulces, pastas, pizzas, papas fritas, sodas principalmente. Por eso nutrir tus buenas bacterias es importante para conseguir así un micro balance ya que ellas desempeñan un papel importante en el metabolismo de los diferentes tipos de alimentos; carbohidratos, proteínas y grasas. Para el Doctor Gundry médico cirujano cardio torácico formado en la Universidad de Yale y autor de varios artículos y libros, entre ellos "Dr. Gundry Diet Revolution", describe bien este aspecto, el define "No es importante lo que comes para conservar tu salud y si lo que paras de comer", removiendo ciertos alimentos el individuo se siente mejor y saludable. Existen ciertos alimentos que podrían actuar como anti nutrientes que podrían alterar el balance de tu microbiota o bien disminuyendo o bien aumentando bacterias indeseables en tu flora. El aumento por ejemplo de candida podría causar un deseo mayor por alimentos azucarados, harinas blancas y productos refinados. Antibióticos podría matar las bacterias buenas, productos como splenda un endulzante podría matar las bacterias en 50% como fue descrito en un estudio realizado por la Universidad de Duke en el año 2008. Los productos lácteos también agreden el balance de tu microbiota, aumentando tus bacterias malas, la carne tratada con antibióticos, los pesticidas como el glifosato, el estrés todos ellos actúan como toxinas que van a afectar el ecosistema de tu flora bacteriana que se encuentra en el estómago, intestino delgado y colon. El consumo de anti nutrientes como lectinas que son proteínas que están en ciertos alimentos podría actuar como predadores de tu flora intestinal. El gluten por ejemplo contiene lectina, los alimentos que contienen más lectina causan mayores problemas, las lectinas quiebran las uniones entre célula y célula en el intestino, haciendo que se pierda la integridad de la pared intestinal, lo que se conoce en inglés como "leaky gut" o intestino agujereado. Eliminando estas lectinas en tu dieta y abasteciendo tu intestino con probióticos vas a conseguir un buen balance en tu microbiota y mejorar así las bacterias buenas. Las lectinas son extremadamente inflamatorias pueden causar distrés digestivo, desórdenes metabólicos, inducir mitosis o división celular y disminuir tu inmunoglobulina, disminuyendo tus defensas contra enfermedades. Saber que alimentos tienen más lectinas es importante, así tenemos el maíz, barley, arroz, trigo, derivados lácteos, cacahuetes, maní, frijoles como el frijol blanco o navy, el de soya castor y semillas como el de girasol, los vegetales oscuros o "night shades vegetales" como el tomate, berenjena, papas y pimientos, por último también los que son manipulados genéticamente. Para eliminar estas lectinas se recomienda remojar los granos bien, se puede utilizar bicarbonato de sodio en el proceso y usar en la cocción altas temperaturas y cocinar a presión. Llevando en cuenta estos tres puntos conseguirás eliminar esta necesidad por antojos: Controlar el índice glicémico de lo que comes, mantener el balance bioquímico entre la dopamina y serotonina quedándote en ser feliz consumiendo alimentos que aumenten tu serotonina y actividades que mantengan este aumento como dormir bien, hacer ejercicio, meditar y evitando o disminuyendo el consumo de azúcar y por último encontrar el balance de tu microbiota, estimulando el crecimiento de bacterias buenas, consumiendo prebióticos que puedan reproducir tus bacterias buenas, nutriendolas y eliminando todo lo que pueda disminuir tu flora.

Parte VII

No viviremos para siempre pero mientras vivamos podemos vivir bien

El primer paso de la cura

El primer paso de la cura es el reconocimiento de que se está enfermo, ser sabios. "El Corazón entendido busca la Sabiduría, más la boca de los necios se alimenta de necedades." Proverbios 15:14. Comencemos no negándonos la oportunidad de mejorar y de ser libres de alguna corriente que retrasa nuestra vida y la lleva para atrás. Definamos entonces si tenemos algo que nos asegura, que es lo que hemos estado cargando de más y no nos deja avanzar, pero antes reconozcamos que estamos enfermos y precisamos ayuda, principalmente de Dios y de alguien que comprenda este principio básico de la auto cura a través del amor de Dios y de lo que él ya nos dejó su palabra, tierra y plantas. Seamos todos hombres nuevos. *"En cuanto a la pasada manera de vivir, despojaos del Viejo hombre, que está viciado conforme a los deseos engañosos, y renovaos en el espíritu de vuestra mente, y vestíos del Nuevo hombre, creado según Dios en la justicia y santidad de la verdad" Efesios 4:22-24.*

Muchos de nosotros entendemos que nos agrada el dulce pero no lo entendemos como un problema para disminuir de peso o el grado de intoxicación y de inflamación, tenemos también situaciones de negación "no a mi no me gusta el dulce". Pero la tendencia de su alimentación apunta a masas y carbohidratos y no a dulces, así me dicen que su preferencia es a alimentos salados, como panes y pasta. Como les comente lamentablemente viene siendo lo mismo. Muchos de nosotros experimentamos sensación de placer y alegría después de comer un dulce o una masa, esto como les explique es por la liberación de hormonas del placer como la dopamina y del bienestar como la serotonina. Por eso que nos hacemos fácilmente adictos a estos productos que contienen más de este elemento. Visitando los supermercados y revisando la cantidad enorme de productos con diferentes sellos, como orgánico, 100% natural, antioxidantes, etc.... por la frente del producto, podrian hacernos pensar que este muy sano. Mi recomendación, como les dije al inicio, es revisar la parte posterior de los empaques y verán que mucho de ellos, que no tendrían necesidad de llevar azúcar, lo contienen. A todos les recomiendo revisar primero en la tabla de nutrición del producto, *los gramos de azúcar que contiene el producto, si supera los 8 gramos, no es recomendable.* Segunda recomendación: *no basta* que *el producto tenga 8 gramos para llevarlo a casa, vean los ingredientes, existen más de 60 denominaciones que significan lo mismo que azúcar,* verán estas al final del libro, si el producto tuviera más de 3 nombres que representen azúcar, probablemente esto represente mucha descarga de insulina para tu cuerpo, así que pensaría dos veces antes de llevarlo. Tercera recomendación: *Si aparece en algún lugar nuestro enemigo jarabe de maíz alto en fructosa", no lo lleven.* Este es un veneno para nuestra salud, y son ustedes los cuidadores de sus cuerpos, de su salud y de la de su familia. Cuarta recomendación: *De preferencia siempre a lo natural versus lo artificial y procesado, cuando el producto tiene más de 10 ingredientes, no debemos llevarlo a casa, si tuviera nombres que no podamos pronunciar no es natural.* Otorguen a sus cuerpos lo más sano y natural. Opten por hacer sus propios alimentos en casa, es una forma de convivir en familia a través de la culinaria. Tengo una frase que me encanta: "Cocinar es un acto revolucionario" y si realmente, yo podría agregar que, si implementamos nuestra cocina de manera sana y natural, esta sería nuestra farmacia personal, muchos condimentos, hierbas, granos, frutas y vegetales frescos, tés, entre otros, nos ofrecen propiedades curativas. Por tanto en lugar de comprar jugos de caja o botella donde la cantidad de fructosa es altísima. Debemos dar preferencia a los que se preparan en casa con frutas de estación agregando vegetales que puedan ofertar propiedades antioxidantes, ricos en fibra, vitaminas y minerales así balanceas mejor tu insulina.

Definitivamente, hoy en día se ha divulgado tanta información con relación a las bebidas gaseosas, sin embargo, pese a que sabemos el daño que pueden causar y que esto es considerado inclusive para los expertos en la materia como un tipo de abuso infantil, muchas familias continúan comprando. La adicción por estas bebidas es extremadamente elevada, contienen más de 30 gramos de azúcar o 16 paquetes de azúcar de los pequeños y además son extremadamente ácidas, esto es que alteran el Ph, es decir el potencial de hidrógeno, y lo llevan hacia abajo, acidificando nuestro cuerpo muy rápido. Hoy en día sabemos que cuanto más ácido este nuestro cuerpo, este es más vulnerable a enfermar.

Así podemos preparar deliciosos platos, salsas naturales para nuestras ensaladas, sopas etc., con ingredientes que sean fuente de vitaminas, minerales, proteína, fibra y antioxidantes. Así mismo, esta es la buena noticia que la vida de abundancia y vitalidad está en tu propia cocina. Tomando en cuenta estas orientaciones estaremos cuidando mejor de nuestro cuerpo, que es nuestro templo. Dios es misericordioso y nos ama sobre todas las cosas, su misericordia se renueva todos los días.

Desintoxicación

El concepto de desintoxicación describe el proceso de eliminación de toxinas. Comienza así a trabajar en la limpieza de tu cuerpo y de tu espíritu, te abstienes a continuar contaminando tu cuerpo y por el contrario introduces alimentos ricos en antioxidantes, removedores y neutralizantes, alimentas tu espíritu de la palabra viva, evitas los estresores ambientales, te llenas de fuerza y coraje y te encaminas a la victoria.

Durante el camino de este proceso, puedes recaer, pero te levantas y continuas. Tu cuerpo puede presentar ciertos síntomas que van a ser respuesta al cambio que tu cuerpo debilitado, cansado y lleno de toxinas enfrenta al estar en contacto con este nuevo estilo de vida de mejores selecciones. Imaginen la tubería al contacto del desengrasante es el mismo efecto que conseguimos cuando entran los antioxidantes de alimentos frescos y naturales. Estos síntomas pueden durar muchos días o apenas unos pocos, por lo regular el segundo y tercero día son los más intensos. Podrías presentar mareos, dolores de cabeza, tos, diarrea, fatiga, fiebre, síntomas de resfriado, dolores de cabeza, irritabilidad, flatulencia, cambios de humor, náuseas, lesiones de piel, dolores de estómago y hasta cambios con tu ciclo menstrual. El reposo y el beber mayor cantidad de agua ayuda en el proceso, así como el sudor, recuerda que el órgano de eliminación más extenso es la piel y por ahí podemos eliminar todas las toxinas y metales pesados, los otros dos órganos de eliminación son el riñón y el colon que durante este proceso estarán funcionando activamente.

Todo comienzo no es fácil, hay una fase inicial, donde importa la determinación que tú tengas y la necesidad de querer cambiar, si tú quieres el cambio por salud, por estética, por querer mejorar tu autoestima y salud espiritual, etc… por cualquier motivo, ya tienes la mitad del camino andado. En Efesios 4.22-24 la palabra de Dios nos dice… *"Debían quitarse el ropaje de la vieja naturaleza, la cual está corrompida por los deseos engañosos, ser renovados en la actitud de su mente, y ponerse el ropaje de la nueva naturaleza, creada a imagen de Dios"*. Nuestros hábitos controlan nuestra vida, a veces nos resulta difícil cortar con los malos hábitos; muchas veces porque los desarrollaste desde la infancia, quizás algunos han sido tácticas de supervivencia debido a necesidades emocionales y espirituales no suplidas en la infancia. Como les comente en el prefacio del libro otras veces tú te identificas con el mal hábito y lo adoptas a veces como apodo a tu persona; por ejemplo; mi debilidad son los dulces entonces yo soy hormiga, etc. aunque no lo creas estás adhiriendo a este patrón, otras veces tus malos hábitos son como una recompensa, por ejemplo baje 20 libras, mañana voy a comer 20 chocolates, solo te auto saboteas, te sientes con el derecho de frustrar tus planes por lo bien que te portaste, piensas que después puedes lograr revertir esta situación de aumentar de peso, porque al inicio te fue fácil.

La mentalidad humana es carnal, lamentablemente tenemos semillas de maldad desde nuestros padres Adán y

Eva, que desobedecieron a Dios y prefirieron independizarse de Dios, esto nos persigue. La solución está en identificar esta actitud y cambiarla antes de que suceda. En Hebreos 11:25 encontramos *"El placer del pecado es efímero"*. Además de lo anterior siempre vas a tener a alguien que quiera desanimarte o hacerte desistir, recuerda no es la persona y es lo que está por detrás de ella, el acusador está trabajando incansablemente contra ti, comienzas a escuchar: Quien te crees que eres? Nunca vas a cambiar, eres un fracasado ni siquiera lo intentes, es tan rico comer, para que adelgazar si igual te vas a morir y frases similares. Pero yo te puedo decir que si tienes dominio y sabiduría rápidamente podrás revertir y contrarrestar esta situación además cuando tú tienes una relación verdadera con DIOS rápidamente identificamos el juego entre el bien y el mal, solo no lo puedes lograr pero si alcanzaras el éxito absoluto y duradero cuando DIOS entra en el plan y te da las estrategias para así lograrlo. Es como en todo, no solo en la alimentación, cuando DIOS entra en el medio, todo es posible. En Romanos 6:16 *"No se dan cuenta que uno se torna esclavo de todo lo que decide obedecer? Uno puede ser esclavo del pecado, lo cual lleva a la muerte, o puede obedecer a Dios lo cual lleva a una vida recta y con frutos."*

En Filipenses 4.13 *"Pues todo lo puedo hacer, por medio de Cristo que me fortalece."*

Podrías citar muchos casos en que lo que parecía exitoso se tornó una desilusión, en todo yo te puedo orientar, dar soporte y apoyar pero el trabajo es tuyo, recuerdo un paciente que había perdido 50 libras de peso durante el programa, iba muy bien, bien disciplinado y estaba feliz, había cambiado el guardarropa entero, hasta cambió el estilo del cabello, se sentía más joven y más dispuesto, decidió viajar con la esposa y unos amigos en un crucero, estaba feliz y parecía tranquilo cuando le pregunté si continuaría los nuevos hábitos aprendidos durante el viaje, él me contestó por supuesto doctora, nos sentamos charlamos y le di las últimas orientaciones, se fue con su plano de orientaciones. Cuando volvió del crucero había recuperado 20 libras eso fue en 15 días. Qué sucedió? No cambió su mente, llegó al crucero y se dio un premio, se sentía tan bien que pensó que así comiera no iba a engordar siendo que estaba haciendo ejercicio. ¿Cómo llamar eso? auto sabotaje, él aprendió el programa recibió las orientaciones, pero no puedo entrar en su mente y cambiar su forma de pensar con relación a las comidas ni con relación a él mismo. Aprenderán más de este concepto cuando entremos en el capítulo de como cambiar tu mente.

Cómo iniciar tu limpieza

Antes de iniciar un detox, precisas saber que tú eres una unidad: cuerpo, alma y espíritu. Cuando das este paso de buscar curarte, tienes que entender que no solo realizamos la limpieza de todas las toxinas y metales pesados, este término se refiere a sustancias que pudieran se encontrar en teflón y aluminio materiales que contienen fluoride, desodorante también contiene aluminio, así como botellas plásticas fluoride, cremas dentales, en pescados grandes mercurio y así por citar algunos ejemplo, así como agro tóxicos, fármacos, comidas adictivas como el azúcar, tanto artificial como procesada, sodio en exceso o en sus presentaciones nocivas como el glutamato mono sódico, alcohol, cigarro, cafeína en exceso y otros contaminantes que circulan en tus células, dentro y fuera así como por todos tus órganos y vasos sanguíneos, sino que también comenzarás el proceso de remoción de todo aquello que causó daño en tu interior, identificando, recordando y arrancando raíces de amargura, de inseguridad, de baja autoestima, adicción a conveniencia y comodidad, confiar en medicamentos, pérdida de disciplina con nosotros, sentimientos de auto piedad y autodestrucción de falta de perdón, perdona para ser perdonado, este principio es súper importante, enfermedades como el cáncer han sido eliminadas del cuerpo de centenares de personas cuando comienzas a liberar el perdón para ellos mismos y para los demás y comienzan a ser invadidos por frutos de amor, paz, paciencia, felicidad y dominio propio, estos son los frutos del Espíritu Santo. Dios en su palabra nos dice: No juzguéis y no seréis juzgados, no condeneis, y no seréis condenados, perdonad y seréis perdonados" Lucas 6:37. Amen mis queridos lectores.

Cuando hacemos un análisis de nosotros mismos reconociendo nuestras fallas y pecados y arrepentidos buscamos ser transformados en el amor de Dios, reconociendo su autoridad en nuestras vidas, su Santo Espiritú comienza a arrancar desechos tóxicos que estabán acumulados en nuestro interior. Es aquí que comienza el proceso de cura emocional y física. Créeme no hay médicos o conocimiento científico o invención de alta tecnología o vacunas o medicamentos de última generación que pueda ofrecerte la cura restauradora y completa que te ofrece Dios. Él te da la posibilidad de que seas curado de tus males físicos, emocionales y espirituales y que descanses en la comodidad de su presencia. El 70% de las enfermedades del ser humano vienen del campo emocional. Las enfermedades proceden muchas veces de emociones no procesadas, no expresadas, reprimidas. Es importante que andemos en amor, nos aceptemos comos lo que somos sin culpas, aceptando lo que nosotros no podemos transformar y solo Dios lo hará. Durante esa semana de detox, en conjunto con un plan de alimentación rico en fibra soluble, antioxidantes, oxigenadores, alcalinizantes, hidratación adecuada y anti inflamatorios naturales, todos encontrados en frutas, vegetales y algunos suplementos, estarás ayudando a todos los órganos de tu cuerpo a trabajar armónicamente, más leve y rápidamente, durante este proceso, te encontrarás con tu YO interior y DIOS, trata de descansar y concentrarte en ti mismo, llena tu mente de pensamientos buenos. *"Por lo demás, hermanos, todo lo que es verdadero, todo lo honesto, todo lo justo, todo lo puro, todo lo amable, todo lo que es de buen nombre, si hay virtud alguna, si algo digno de alabanza en esto pensad"* Filipenses 4:8.

El primer paso hacia tu salud ya lo mencionamos, ahí tienes la llave, los siguientes pasos son más fáciles, primero descansar, eliminar y cortar el consumo de productos de harina blanca, comida rápida, carnes y productos derivados de lácteos, así como comida frita y azúcares (incluye sodas), excesivo sal, y comidas con preservantes químicos y excitotoxinas. A los pocos irás eliminando todas las comidas procesadas. En segundo lugar remueve todas las toxinas de la circulación, de la sangre, órganos y células y tercero bebe agua purificada, ejercicio leve y suda mucho, podrías ir al sauna. Recuerda que la piel es el órgano más extenso de eliminación, los poros de la piel se obstruyen por eso es importante usar una buena esponja vegetal, que te servirá no solo para facilitar un buen drenaje linfático si lo aplicas en las flexuras y en forma circular y en dirección al corazón este procedimiento abrirá los poros facilitando el camino para la eliminación de las toxinas. Durante el détox también es importante los baños con sales de Epsom o bicarbonato de sodio así como el aceite de castor con aceite de oliva en proporción de 50:50 para fricción de la piel y luego al sauna de rayos infrarrojo por lo menos tres veces en la semana de la desintoxicación.

Durante la desintoxicación así como mantenemos los poros de la piel abiertos, los otros órganos de eliminación tienen que funcionar perfectamente, el tránsito intestinal es importante, si tú no tienes por lo menos una evacuación al día las toxinas serán absorbidas devuelta al cuerpo, por eso es importante beber mucha agua, además puedes usar el aloe si la sábila, el interior de la hoja de sábila esto es el jugo en su interior sirve para limpieza del colon, buena para la digestión porque ayuda a mantener el tránsito de los intestinos. El aloe vera ha demostrado ser eficiente en el tratamiento de colon irritable y gastritis. Considero importante el uso de un buen probiótico, este es un suplemento que contiene bacterias vivas que forman parte de nuestra flora intestinal personal, pero que a causa del estrés, medicamentos y de algunos agro tóxicos contenidos en la cáscara de frutas y vegetales que actúan destruyendo nuestra barrera protectora intestinal que es nuestra principal defensa contra infecciones e inflamaciones. Así mismo, estas bacterias intervienen en varios procesos metabólicos de nuestro cuerpo. Importante mantenerlos refrigerados o a una temperatura estable y que contenga buena cantidad de acidophilus, muchas cepas y en buen número. El otro órgano de eliminación es el riñón, aquí es sumamente importante garantizar el adecuado aporte de agua al cuerpo, nosotros necesitamos beber agua de buena calidad, considerando que necesitamos beber la mitad de nuestro peso en agua, esto es que si una persona pesa 130 libras, tendrá que beber 60 onzas de agua. No recomiendo las aguas carbonatadas porque por causa de los fosfatos roban el calcio de los huesos causando osteoporosis, así mismo el agua de botellas de plástico, porque tienen alto contenido de fluoride. Las mejores son aquellas aguas que puedes conseguir de las máquinas que son multi filtradas y alcalinas, estas máquinas regulan el Ph del agua, algunas farmacias o en centros especializados de neuropatía las puedes conseguir. El agua deberá ser consumida siempre en la temperatura del ambiente, aguas muy frías disminuyen la temperatura corporal y puede tomar mucho tiempo hasta recuperarse el cuerpo, además perjudica a tu digestión.

Durante el détox los alimentos serán levemente cocinados, para así aprovechar las enzimas contenidas en frutas y vegetales, llamadas también de enzimas vivientes, las enzimas ayudan a transformar proteínas en aminoácidos, las enzimas se preservan en las comidas crudas por eso que las dietas llamadas crudas, son las que más desintoxican, pero los vegetales levemente cocidos, también preservan estas enzimas en buena proporción, entre otras funciones las enzimas se encargan de extraer minerales de las comidas, actúan como sustancias de desintoxicación, transformando así minerales en antioxidantes, neutralizando las toxinas y desechos del cuerpo, la deficiencia de enzimas puede ser la causa de desbalances del cuerpo, como consecuencia se esperan síntomas y enfermedades.

Durante el détox recomiendo el uso de la sal del himalaya o rosada rica en minerales que ofrece un buen balance hídrico y la stevia para endulzar lo que precises, un plan nutricional con opciones saludables y naturales. Así mismo trata de comprar las frutas y vegetales de la estación y de preferencia orgánicos, existen los más altamente contaminados que están dentro de una lista denominada en inglés "Dirty Dozen", la lista de los 12 más contaminados, no suena tan bien en español, estos tendrás que comprarlos orgánicos, el resto puedes dejarlos en limpieza con agua y vinagre una cucharada hasta cubrirlos por 20 minutos. En la parte final encontrarás la lista de los "Doce más contaminados".

Puedes comprar tiras para medir el Ph (potencial de hidrogeniones) de tu cuerpo, es decir el grado de acidez o alcalinidad de tu cuerpo, y así podrás ver tu progreso, el Ph de la orina tendría que alcanzar los 6,0 este es el valor normal, indica buen funcionamiento del riñón y el de la saliva el rango normal es entre 7.25 a 7.50

Una forma de viabilizar y concentrar todos los nutrientes y hacer ellos disponibles rápidamente a las células del cuerpo es a través de los jugos, ellos poseen un importante efecto limpiador para los intestinos. Los ingredientes irán a depender de los órganos que iremos a mejorar, esto es las frutas y vegetales serán seleccionados dependiendo del cuadro clínico que tengamos y del órgano que represente la mayor disfunción, todos los détox trabajan con el hígado, el hígado es el principal órgano de desintoxicación del cuerpo y con él trabajaremos en el plano de alimentación, el dandelion, remolacha, alcachofas, son algunos de los que indicamos más. En su mayoría tratamos de usar las frutas y vegetales de bajo índice glicémico, al final del libro encontrarán esta lista. Durante el détox tendrás que evitar bebidas alcohólicas, carbonatadas, gaseosas, derivados lácteos, proteína animal incluyendo pescados y frutos de mar, carnes rojas y blancas, granos que contengan gluten, al final encontrarás la lista de los granos que si puedes ingerir durante el détox, así como también productos procesados y con azúcares refinados o enlatados.

Beneficios del proceso de Desintoxicación

Además de eliminar toxinas y radicales libres de tu cuerpo, con el programa de desintoxicación obtienen varios beneficios:

1. Controlar tu ansiedad por ciertas comidas, en esta lista están los dulces, alimentos procesados, harinas blancas, bebidas azucaradas, derivados lácteos y comidas saladas.

2. Mejora la sensibilidad de tus células a la insulina cuando manejas altos niveles de insulina como te explique, generas resistencia a la misma y tu alimento es metabolizado en forma de grasa.
3. Reduces el cortisol, sabías que el estrés como el que tenemos en el trabajo, viajes, en el día a día genera ansiedad y esto se traduce en un aumento de la hormona llamada cortisol, que es la hormona del estrés, su aumento provoca además de destrucción muscular, mayor resistencia a la insulina. Entras en un círculo vicioso donde hay mayor resistencia a la insulina y mayor secreción de cortisol.
4. Restaura la relación entre dos hormonas; grelin y leptin, la primera te dice come y la segunda te dice ya estas satisfecho puedes parar. Cuando tienes resistencia a la insulina también tienes resistencia a la leptina, entonces no tienes quien te diga que tienes que parar.
5. Aumenta la dopamina que es la hormona del placer y bienestar.
6. Aumenta el PYY o péptido YY hormona secretada por las células del intestino delgado, su función es que sientas saciedad también.
7. Disminuye la inflamación y eliminación de toxinas de tu cuerpo.
8. Aumenta tu deseo por comida real en vez de comida chatarra.
9. Mejora tu sueño y tu rendimiento físico y sexual.
10. Reduce tu riesgo para enfermedades porque alcalinizas tu cuerpo con comida de verdad.
11. Facilita tu pérdida de peso además te ayuda a eliminar el exceso de agua de tu cuerpo y facilitando la función de las vías de eliminación; piel, riñón y colon y el

trabajo del hígado que es el órgano de procesar todos los desechos y toxinas y encaminar estos a las vías de eliminación.

Parte VIII

Cambiando tu mente

Cambiando tu mente

Algunos años atrás en un viaje que hice con Danielita, mi hija a Nueva York, fue la primera vez que conocimos esta ciudad linda, no teníamos referencias de restaurantes con opciones saludables y que ofrecieran un menú con un precio accesible, así que turisteando llegamos a un restaurante que lucía muy bien por fuera y muy limpio, luego nos dieron una mesa y nos sentamos. Frente a nosotros era difícil no reparar en una pareja de esposos americanos con muchas libras de peso. La verdad eran muy gordos. Dani era pequeña y recuerdo que ella dijo en portugués "mami mira que grandes son ellos". Veníamos de Brasil donde vivíamos, en su inocencia y ustedes saben, ellos hablan todo, sin querer ella me avergonzo. La pareja no entendió, pero volteo a mirarnos y con una sonrisa le dijeron "Hi" hola a Dani. Era imposible casi no reparar en ellos además de altos, cada uno estimó que pesaba alrededor de 350 libras o más, pero eso no me llamó la atención como les conté al inicio del libro, Yo en viajes a Orlando había visto muchas personas realmente gordas paseando con las clásicas patas de pavo por los parques, pero esta había sido la primera vez de poder compartir la mesa con ellos. Estabamos tan cerca que casi podía oír las conversaciones de ellos y ellos las nuestras. Pensé que iba poder ver como ellos acostumbran comer cuáles eran sus hábitos o forma de comer. En la mesa de ellos vi que ya tenían unas tres latas de coca cola y una jarra grande de algo que parecía algún té dulce que se sirve frío y la cesta de pan vacía. Nosotros pedimos agua, nos trajeron las cartas del menú casi al mismo tiempo, Dani era pequeñita así que vi el menú para niños y luego el mío, tenían de todo, pero para niños solo tenían "Chicken nuggets, macaroni and cheese" de esos de pote donde hay muchas cosas artificiales. Así que pedí una porción de brócoli y una sopa para ella, para mí una ensalada de espárragos con una pechuga de pollo, luego vi que ellos habían pedido, el señor pidió un bife de carne con papas fritas y ensalada y la Sra. pidió pasta, observe que mientras Dani y yo conversábamos, ellos prácticamente no se miraban, solo estaban enfocados en el plato y comiendo desesperadamente, parecía una competencia entre los dos; al final ellos acabaron antes que nosotros soltaron una risa en alto y pidieron otra vez los platos, no eran diferentes las opciones de las primeras, estaban llenos de carbohidratos refinados, fue lo mismo claro de esta vez no vi el final porque el muchacho que nos atendió tenía varias mesas y demoró un poco en traer los platos para ellos, igual vi que comenzaron igual, sin intercambiar palabras comenzaron la carrera, luego pedí la cuenta y nos levantamos, ellos ni se dieron cuenta cuando salimos, seguramente después irían a pedir algo dulce o un café quizás con azúcar. Algo más que repare es que ellos de la primera tanda habían dejado los platos impecables y me acordé de mi mami que me decía come todo, no desperdicies nada, hay tanta gente muriendo de hambre, y así yo lo hacía. Creo que ellos también aprendieron igual, por eso los platos parecen practicamente lavados. La verdad es que no precisamos dejar los platos limpios totalmente, tenemos que comer despacio y mentalizar que estamos comiendo. La digestion no se inicia en el estómago como creen muchos, la verdad es que se inicia antes mismo del alimento llegar a la boca, cuando tú ves tu plato frente a ti, lleno de colores, bueno siempre trato que sea así o de lo que te guste, Tu podrás ver que comienzas a salivar, tu cuerpo está produciendo enzimas para poder recibir el alimento, cuando mentalizas que estas comiendo, todos tus órganos se activan y sobre todo se activa el sistema nervioso autonómico, va buscar el correcto balance entre más dos sistemas el simpático y parasimpático, mientras el primero te prepara para correr, para luchar, el segundo te prepara para relajarte. Imaginate un carro, primero se aprieta el acelerador, el segundo aprieta el freno, si el sistema simpático es activado, comiendo acelerado y con agitación, dentro de tu cuerpo la sangre se va direccionar hacia tus músculos, llevando la sangre que irriga tu tracto digestivo hacia los músculos, al no tener una buena circulación tampoco vas a tener una buena digestión, como ves este balance es importante, cuando te alimentas y disfrutas de un momento placentero, una buena platica y disfrutas cada alimento, obvio también sin exagerar, el conversar mucho te llenará de gases, el comer es un arte y un deleite para quien lo practica, saboreando cada mordida y disfrutando de cada sabor, lentamente, masticando algunas veces, dicen los cientistas 25 veces por lo menos otros en la historia señalan que 32 veces, Horacio Fletcher, conocido también como "el gran masticador", él promovió un plan de adelgazamiento, orientando sus pacientes en masticar las 32 veces y luego a expulsar el alimento fuera de la boca, él creía que así ellos podrían absorber los nutrientes esenciales para el cuerpo, sabemos que no es así. El problema creo que comienza en la misma sociedad, hemos llevado tradiciones engañosas y estas han pasado de generación en generación con sus cambios y exigencias a más, y ha llegado el tiempo de cambiar. Por citar algunas, creo que somos de la época que cuando se veía un niño gordo significaba salud y creo que actualmente hay algunas personas que así lo creen, frases como "qué gordito lindo" transmitían o transmiten para algunos padres orgullo y tranquilidad; "si él va ser fuerte, un toro, si él no es un debilucho, mi hijo (a) es grande," y el niño está lleno de rollos, casi no puede respirar, apenas entra en la ropa seleccionada para su edad, cuando duerme el abdomen hinchado y repleto hace que respira ruidosamente y eso tú lo consideras saludable?, nuestros conceptos tienen que cambiar; otro ejemplo fue el que cité arriba, acaso precisamos dejar el plato limpio, no es verdad, esas frases que han levantado murallas en nuestras mentes tienen que caer, si estamos satisfechos no precisamos comer más, y para eso tienes que conocer a tu cuerpo y ver el tamaño de porción al que tu cuerpo está acostumbrado; otro ejemplo es el de creer que no se puede socializar en la mesa, por favor, la mesa es el momento donde la familia está reunida, donde todos tenemos tiempo de saber uno del otro, comienza por una oración de agradecimiento a Dios por el alimento y consagración del mismo, cada miembro puede hacerla cada día, pregunten cómo fue su día, vean sus platos feliciten a quien los hizo y agradezcan, olvidar lo que nos enseñaron en el pasado y aprender nuevas costumbres. Mi papá era muy nervioso y sentaba en la mesa y comía súper rápido y nadie podía hablarle mientras comía; porque en la hora de "comer no se habla", luego nosotros a veces con ganas de querer hablar nos mirabamos y queríamos soltar una carcajada, pero era más por la tensión del momento y obvio que después era castigado quien incitaba al resto, somos tres hermanos, mi papá comía muy rápido y limpiaba el plato, descendiente de italiano, pasaba el pan en el plato y así eran dos a tres platos, eran porque creo que ya cambio y es más controlado en la hora de comer, en la época no podía ayudarlo, ahora sí y él está haciendo un esfuerzo que valoramos mucho. La situación económica era apretada así que era una falta de respeto si dejábamos algo en el plato, "coman todo, no dejen nada", "hay tanta gente muriendo de hambre" teníamos que comer todo, cuando él nos servía eran unas montana de comida, pero cuando mi mamá nos servía era menos. Creo que mi papá lo hacía para que lo acompanemos en la mesa con la comida y no sentirse tan mal que solo era el que comía demasiado. A veces acababa con el estómago tan lleno que no podía respirar, eructaba mucho para tratar de aliviar la presión de mi abdomen. Luego del almuerzo cada uno iba a su cuarto y así pasaba el día y no habíamos conversado nada, hasta la noche en que nos deseamos buenas noches y los días pasan y los hijos crecen, pero ellos aprendieron así, sus padres fueron igual o de pronto ni se sentaban con ellos a comer; así que aprovechen los momentos juntos para saber cómo les fue durante las horas anteriores, pero sobre todo activen todos sus sentidos volcados al alimento, respiren profundo, miren su plato, activen su centro visual, huelan activen su olfato, y pueden hacer esto de la respiración no solo en la hora de comer sino en todo momento, caminando en el parque, en la oficina, etc., es una forma de disminuir su ansiedad y el estrés. Si ustedes usaban cualquiera de estas frases con sus hijos o de pronto ustedes pensaban que era así, oren sobre eso y pidan a Dios para que derrumbe esto de sus mentes y sean libres de conceptos que no son verdaderos.

En otra de nuestras aventuras de mamá e hija visitamos Francia, Dani ya era más grande y recuerdo que observé con gran gusto la elegancia y la forma de comer del europeo, ellos realmente disfrutan, no sé si esto continúa, pero por lo que pude ver ellos tienen un arte del comer bien desarrollado, la elegancia y el disfrute de la mesa, conversan y saborean cada mordida. Hasta en el café veía como ellos degustaron ese momento, además ellos son capaces de parar cuando están satisfechos, otra cosa que observé es que ellos si gustaban de la comida visitaban siempre el mismo lugar y además mantenían costumbres y la misma forma como comen. Lamentablemente por lo que sé, es diferente de lo que vi cuando viaje, muchos franceses delgados y en buena forma corriendo mismo con esas calles llenas de turistas, estoy hablando de París principalmente, hoy por hoy, las estadísticas señalan que el índice de sobrepeso y obesidad para hombres y mujeres es de 8% a 11,4%, sin embargo los niveles comparados con otros países de obesidad y sobrepeso siguen siendo los más bajos. En Francia es tres y cuatro veces menos probable que un niño tenga obesidad. Esto es porque la actitud de ellos frente a la comida es distinta. Estudios muestran que ellos suelen llevar una hora más al día para comer, lo que significa que disfrutan más la comida y que pasan alrededor de dos horas menos viendo televisión. Tampoco se preocupan mucho por el contenido nutritivo de lo que comen. Ellos han encontrado un equilibrio que en países como los Estados Unidos y China no hay. Si, China, este país sufrió una transformación tremenda, es uno de los países que actualmente tienen uno de los mayores índices de obesidad; ¿que seré que les pasóa? esos chinos delgados que veíamos en las películas de Bruce Lee, desaparecieron, qué sucedió? se vieron contaminados, las cadenas de comida rápida como Mcdonald's, Kentucky Fried Chicken y otros de comida rápida Americana invadieron el país y la afinidad fue tanta con este tipo de comida que se alteró el DNA de toda una generación. El día a día de un país como China es agitado, China una gran potencia, donde la base de la economía radica en sus industrias y trabajadores que son explotados como máquinas de producir dinero para exportación. Obvio que estas comidas rápidas al paso irían hacer suceso, por el costo tan bajo y además porque la cultura Americana es apreciada donde llega. Todo se americaniza rápidamente, lo cual no es malo, pero tenemos que adherirnos a lo realmente bueno, y no a lo que es malo pero parece bueno. Pero eso no sigas el sistema y sigue tus propios pasos, tu propia adaptación, tú eres diferente de los otros, porque cada uno es diferente del otro, somos individuos únicos con DNA o código genético único, creados a imagen y semejanza de nuestro Dios (Génesis 1:26) y Dios nos creó libres para elegir, nosotros somos los culpables de nuestras malas decisiones, no siempre le eches la culpa al diablo, muchas veces recogemos lo que plantamos, pues tenemos libre albedrío desde que nacemos, *"Hoy pongo al cielo y a la tierra por testigos contra ti, de que te he dado a elegir entre la vida y la muerte, entre la bendición y la maldición. Elige pues, la vida para que vivan tú y tus descendientes."* (Deuteronomio 30:19, énfasis añadido). Entonces elijamos la vida siempre y si te es difícil renunciar aquello que te hace mal pídele a Dios con fe, creyendo que el socorro llegó, que fuiste curado, que la solución al problema apareció, que el dinero llegó, que ya lo lograste, en fin todo lo que ustedes pidan si utilizan su fe lo obtendrán, porque sin fe es imposible agradar a Dios, es más que pedir, es creer que ya lo recibiste, esto es el actuar en fe. *"Por eso les digo: Crean que ya han recibido todo lo que están pidiendo en oración y lo obtendrán."* Marcos 11:24.

Lo más importante en este tópico es que tenemos que aprender a discernir entre lo que somos y lo que nos hicieron creer de nosotros mismos, sino no conseguiremos avanzar, a veces palabras lanzadas contra nuestras vidas impidieron que viéramos la realidad y creímos en las mentiras y las adoptamos como si fuesen nuestra única verdad. Recuerdo de una muchacha que conocí en el periodo de clases de inglés en Miami Dade, ella tiene un rostro lindo pero estaba realmente bien subida de peso, tenía dificultad para caminar porque las rodillas le dolían, y la veía con un semblante triste, mucho más joven que yo, pensé que no era feliz de su apariencia, me acerque muy sutilmente, estábamos en la misma aula y me presenté y le comente de mis facultades, ella se alegró y me dijo quería tanto perder peso, y le dije entusiasmada ese es el primer paso, y ya lo distes, ¿que te impide entonces?, preciso de ayuda, le ofrecí mis servicios y ella me dijo que no tenía condiciones económicas al momento, así que hicimos un trato de que yo la ayudaba con el plan y si ella iba perdiendo peso no le cobraría y que la primera consulta sería gratis, ella se alegró y me dijo podemos comenzar, me envió su dirección y llegue donde ella vivía, un apartamento pequeño que dividía con sus padres y una hermana. Me recibió el papá, un señor muy gentil, delgado y ya avanzado en edad, luego ella salió, y nos sentamos en la cocina, estábamos a gusto comenzando la anamnesis y la mamá entro por la puerta. Parecía llegar del trabajo, traía una bolsa del supermercado, cansada y al mismo tiempo enojada de verme, muy gentilmente la saludé. Luego observé que la muchacha había bajado el tono de la voz, luego su mama levantando la voz dijo, doctora está perdiendo su tiempo esta chica siempre fue gorda ya hizo de todo y no cambia sigue gorda, luego pude ver como la muchacha avergonzada bajó la cabeza y en su rostro vi caer una lágrima, respire profundo y le dije a la señora todo es posible si creemos en un Dios poderoso que todo lo puede y en nosotros mismos, con ello lo lograremos, su hija dio el primer paso del cambio, ella dijo yo quiero cambiar, luego trate de seguir donde nos habíamos quedado en la historia clínica, observe que ella hablaba tan bajito que casi no le podía oir. Estaba concentrada cuando la mamá interrumpe y le dijo a ella: te compré lo que te gusta y luego vi el brazo de ella entre la muchacha y yo y la bolsa entre las dos, mire doctora lo que come, solo come esto Cheetos, piqueos salados artificiales chocolates, waffles; luego le pregunté a la mamá si la quería ver delgada, ella me contesto claro por eso usted está aquí, y le pregunte, entonces porque la llama de gorda y porque le compra esto que sabe que le hace daño. La mama se justificó: "Ah porque no se los compró ella reclama y la llamó de gorda porque siempre fue y no creo que cambie. Ya hemos tratado de todo, y le pregunté si había tratado de no llamarla de gorda, ella pensativa se alejó. Claramente me di cuenta que esta muchacha sufría de abuso psicológico por su mamá, la muchacha me pidió disculpas por la conducta de la madre, le dije que no se preocupara por eso, luego hice algunas preguntas más hasta que llegue al tamaño de porción y la mamá nos interrumpió una vez más; "Doctora ella come como gorda". Vi que la muchacha se sentía incómoda de responder preguntas y que la mamá aprovechaba para hacerla sentir mal, decidí acabar la consulta. La muchacha me acompaño hasta mi auto y en el camino vi su rostro oprimido así que la abracé ella lloro y me dijo crea realmente quiero cambiar, y yo le dije te creo y quiero que cambies, comienza por perdonar a tu mamá. Ella me miro sobre saltada y le explique tu mama está siendo influenciada por el mal y no sabe el daño terrible que te hace. En la biblia encontramos "*la muerte y la vida están en el poder de la lengua*" Proverbios 18:21, la mamá la llamaba tantas veces como podía de gorda y sin saber la convirtió en lo que era. Si tú le dices a tu hijo desde pequeño que va ser un delincuente, él será un delincuente. La mamá definitivamente no la estaba ayudando, aconseje a la muchacha que comenzase a decirse ella misma y en voz alta que ella era delgada y linda, que aunque viese rollos ella comenzase a visualizar músculos, que si pudiese lo hiciese frente al espejo mirándose y diciéndolo con alegria: soy linda y delgada, ella no entendió pero siguió mi consejo, pasaron dos días nos encontramos en la cafetería del Miami Dade y acabamos nuestra entrevista y luego diseñe el plan, ella siguió y todos los días yo le decía te veo más delgada y ella me decía yo también, ella me dijo que se lo repetía muchas veces al día, cuando su mamá la llamaba de gorda, ella se decía gorda no, estoy delgada, le aconseje que se comprara ropa de una talla menor y así lo hizo, al principio no se notó mucho pero después el cambio fue tremendo. Durante el proceso oramos por ella para que perdone a su mamá, la mamá aceptó a Jesús como su Señor y Salvador hizo una oración confesó con su boca y creyó en su Corazón, se pidieron perdón por todos los años de abuso, ella al final lo aceptó y así fue el comienzo de una linda historia no solo para Bea sino también para su familia, ella está ahora delgada y además de novia. Fue una historia de éxito para Gloria del Señor.

Ciertos episodios en nuestras vidas quedan registrados en nuestra mente pero en un espacio que no recordamos, pero que de alguna manera nos marcó. Algunos abren heridas profundas en nuestra alma y determinan lo que somos ahora y como no las recordamos, es imposible poder curarlos. Solo cuando entra el poder mediador de Dios y que a través de su revelación los recordamos y así por el poder de la oración y mediación de su espíritu que habita en nosotros estas heridas se cierran y cicatrizan para siempre, creamos miedos sin fundamento y no recordamos la causa que lo generó.

Recuerdo una clienta que cuando le comenté de la pimienta cayenne y sus beneficios, y que lo usaría en su plan de alimentación, me dijo sobresaltada: no puedo usar pimienta, soy alérgica. Le dije que la pruebe porque tiene efectos anti inflamatorios y puede ayudarla. Ella probó y vio que no paso nada. Oramos y el Señor le reveló un día y recordó que cuando niña, sus tías para poder retirar el biberón y la chupeta, colocaban pimienta y ella lo pasaba mal. Durante todos estos años pensó que era alergia y la verdad era su miedo a la sensación que sentía cuando niña, aquella pimienta ardiendo en su boca que la hacía llorar mucho, método que fue usado para dejar el biberón y la chupeta. Su mente había guardado este evento triste en su disco duro y estaba en algún rincón donde ella no pudiera recordar. Cuando lo recordó, después ella fue libre de ese sentimiento de miedo. Muchas de las experiencias desagradables que vivimos pueden levantar barreras en nuestra mente, encarcelando nos en espacios limitados y no pudiendo alcanzar lo que Dios quiere y tiene para nosotros. Dios en su infinito amor, quiere revelarnos todo lo que nos impide de ser libres, dice su palabra que cuando el amor verdadero llegue, este expulsaría todo miedo, cuando este amor te alcance, creeme, tus miedos se acaban, sientes una paz y un gozo incluso en las peores circunstancias de tu vida.

Por otro lado existen saboteadores que impiden que comamos mentalmente, uno de los malos hábitos que impiden la buena asimilación de alimentos es ver televisión mientras comemos, colocar reglas en casa como no comer con la televisión prendida o con el teléfono o computador. Otro saboteador es no tener las meriendas lo cual hace que tengas mucha hambre para el horario de las comidas principales, podrías comer un plato grande de ensalada o una fruta de mucha fibra o un yogurt griego entre otros, otros saboteadores son los eventos sociales, estrés u otros hábitos como comer emocionalmente, donde la comida es usada para consuelo.

Si deseas comer mentalmente siempre pregúntate y respóndete cuatro preguntas:

1. ¿Esta bebida o comida es saludable o es alta en calorías? Antes de comprar cualquier cosa siempre queremos saber el precio. Al igual con la comida antes de comerla queremos saber si es saludable, luego el siguiente paso es el decir "no" Si el precio es muy alto o si no es saludable.
2. ¿Estoy hambriento? Muchas personas, principalmente obesos, comen constantemente incluso sin estar realmente hambrientos, muchas veces es sed, falta de agua en el cuerpo y es interpretado como hambre, esta diferencia es muy importante. Otro aspecto es saber el punto en que tienes que decir no, ya estoy satisfecho. A veces por cortesía aceptamos otro plato de quién nos sirve, tú no estás obligado y puedes parar en el momento que desees.

   Como les mencione la principal causa de la obesidad es la adicción, estudios señalan que la adicción a la comida es más un proceso bioquímico que emocional, considerando que tanto el balance hormonal, así como el equilibrio de tus emociones y la relación entre tu mente y cuerpo te llevaran a conseguir tu libertad.
3. Verdaderamente disfrutas el sabor de la comida? a veces podemos ver que las primeras mordidas de ciertos productos o comidas resultan más apetitosas que los demás, a veces esto ya nos deja satisfechos.
4. ¿Como me hará sentir esto en pocas horas? Escuchando nuestro cuerpo a lo largo de los años hemos aprendido que ciertas comidas pueden caernos más mal que otras en determinados horarios, así como ciertos ingredientes pueden ser más irritantes durante la noche, por ejemplo, en mi caso comer salsa de tomate y pasta de noche no me hace sentir bien, así

que evito, para mi es mejor comer una ensalada o una sopa, me siento bien así. Del mismo modo sé que si como carne me caería mal, siendo que a muchos años que no como carne, además que no me agrada me cae mal. Para ti de pronto sean otros alimentos, comienza a escuchar a tu cuerpo y él te revelará cuales son los alimentos que te indigestan, irritan tu estómago, te ponen de mal humor o provocan alteraciones en tu tracto digestivo.

Recuerdo que una paciente, Lilian, antes de empezar el plan de alimentación, estaba algo nerviosa. Ella no estaba segura de como reaccionaria su cuerpo durante el programa de desintoxicación no sólo por la abstinencia de azúcares procesadas y refinadas, sino también por su adicción a la cafeína. Ella se llevó una grata sorpresa cuando renunció a ellos con mucha facilidad. Los primeros días ella siguió el programa de desintoxicación, logo siguió un programa de alimentación direccionado a sus resultados de exámenes. “Desde que mi dieta se centró en verduras y carne magra note que ya no me sentía inflamada después de cada comida, mi piel lucía radiante y me sentía alerta, baje dos kilos en pocos días. En las semanas subsecuentes me entusiasmaba la idea de empezar a comer fruta, queso y galletas ricas en fibra de vez en cuando. Mis antojos de azúcar también disminuyeron considerablemente. En general, tenía menos hambre y después de comer me sentía más satisfecha y conseguí que la cafeína no me dominará y yo la dominaba a ella”.

Existen ingredientes que actúan como remedios y no les prestamos atención como deberíamos y son de vital importancia para nuestro cuerpo, cuando comes fuera acostumbras a quitar el limón que decora tu vaso de agua? no lo hagas más el limón, la lima e incluso el vinagre que colocan en la mesa son ayudadores, el limón está lleno de polifenoles y antioxidantes estelares que neutralizan los radicales libres y previenen la formación de esos desagradables productos de glicación avanzada, que son los que aceleran el proceso de envejecimiento, contribuyendo a que la piel además de que se arrugue también produce algunas enfermedades relacionadas con la edad. Un estudio publicado en la edición de febrero de 2012 del Journal of Nutrition indica que el consumo de fructosa es capaz de incrementar el riesgo de padecer enfermedades cardiacas por la sencilla razón de que la fructosa aumenta la grasa abdominal (recuerda se trata de grasa nociva). El estudio también demostró que su consumo propicia la inflamación, las enfermedades cardiovasculares y la diabetes tipo 2. El argumento final en contra de la fructosa y quizás el más importante es que la fructosa causa productos de glicación avanzada (PGA)más que otros azúcares, estos productos de glicación son productos tóxicos y tienen una gran repercusión sobre la salud humana siendo factor causal de enfermedades crónicas, como diabetes, alzheimer, cáncer, enfermedades cardiovasculares y otros. Por esta razón es importante que evitemos la fructosa artificial, con la derivada de las frutas, consideramos otros beneficios por contar la fruta con fibra, está fructosa es eliminada, además oferta vitaminas, minerales y antioxidantes, hidrata el cuerpo también por contener agua, si las sabemos balancear estamos suministrando a nuestro cuerpo nutrientes valiosos.

La importancia de las meriendas

En tu liberación del azúcar, debes recordar que las meriendas son sumamente importantes. Las porciones tienen que ser modestas con frecuencia esto irá a estabilizar tus niveles de glucosa en la sangre, ya que esta no cae ni se eleva de forma drástica a lo largo del día. Otra ventaja como les mencione es que no se quedan con hambre. Lo último que quiero es que optes por alimentos inadecuados o que te mueras de hambre. La idea es que utilices tu buen juicio para tomar decisiones acertadas. Si llegas a un restaurante con hambre seguramente que no te sentarías a ver el menú y escogemos sin criterio de ver lo que sería mejor para tu cuerpo, si tienes meriendas incluidas en tu día a día, cada vez que te sientas en la mesa te esperará una comida exitosa.

Por otro lado, si las meriendas son importantes, las comidas principales también lo son. Un estudio publicado en 2012 monitoreo casi treinta mil hombres y reveló que el riesgo de contraer diabetes de los individuos que no desayunan aumenta más de veinte por ciento en comparación con los que sí. El mecanismo exacto que explique esta tendencia no es del todo claro, pero parece que el desayuno estabiliza los niveles de glucosa en la sangre durante todo el día.

Evitar malos sustitutos

Edulcorantes artificiales, si el azúcar está prohibido parece que la opción más saludable sería sustituirlo con un edulcorante. Los edulcorantes no son saludables, recientemente se ha demostrado que los edulcorantes tendrán casi los mismos efectos que el azúcar. Estos químicos ultra dulces estimulan los mismos receptores que el azúcar y con los mismos resultados. Aún peor los edulcorantes aumentan el apetito, así que te invitan a consumir más calorías. De modo que gracias a estos impostores absorbes más azúcares, almacenas grasa y subes de peso. Por esos se les considera igual de peligrosos que el producto real. También suponen otros riesgos: son factores causantes de cáncer, dolores de cabeza, ataques epilépticos, sobrepeso, pérdida de la memoria, inflamación, ansiedad, salpullido, entre muchos otros. Uno de los edulcorantes más recientes es una sustancia completamente artificial manufacturada por una compañía que se especializa en jabón de baño para bebés y cotonetes esta es la Splenda contiene cloro y otras sustancias químicas. Un estudio demostró que este edulcorante clorado altera la flora intestinal que es necesaria para una vida sana. A la fecha se han conducido muy pocos estudios sobre la seguridad a largo plazo del Splenda u otros edulcorantes. De modo que tenemos que evitarlos a toda costa.

Otro sustituto es el agave, era antes muy recomendado para los individuos que cuidaban sus niveles de glucosa porque tienen un índice glucémico muy bajo. El problema de este es que su componente principal es la fructosa. De hecho a pesar de su halo saludable debido a que es natural y se deriva de una planta, el agave tiene más fructosa que otros edulcorantes, incluso más que el jarabe de maíz con alto contenido de fructosa. Y bueno un sustituto que en la verdad es el peor engaño que nos aparece y además un terrible veneno ya mencionado es el jarabe de maíz alto en fructosa. Existen también productos farmacéuticos que suelen contener azúcar como pastillas para la tos, vitaminas y diversos medicamentos cuya venta no requiere receta médica, como los jarabes para la tos, también así la lactosa contenida en los derivados lácteos.

Lista de endulzantes que es recomendado evitar: Jarabe de barley, azúcar de remolacha, jarabe de arroz, fructosa cristalina, dextrosa, concentrado de frutas, malto dextrina, maltosa, molasses, azúcar en polvo, rapadura, sucanat, turbinado y azúcar blanca.

Cambiando para las grasas

Durante muchos años hemos demonizado las grasas, escuchamos por todos lados, la grasa te mata, el médico te dice las grasas te obstruyen las arterias y te elevan el colesterol, puedes morir de infarto, el nutricionista no entendido te puede decir que te engorda. Hemos escuchado tantas frases de las grasas y hemos creído en ellas. Así es que desde 1960 hemos disminuido el consumo de grasas y consumir más carbohidratos. En 1980 el 33 por ciento de las calorías procedentes de grasas y sin embargo las personas continuaban ganando peso. Si todas esas frases eran verdaderas era de se supone que las personas al disminuir su consumo perdieran peso y no sucedió así.

La verdad sobre las grasas es que ellas son necesarias, quizás esta disminución de consumo por muchas décadas causó un grande incremento de obesos y además de obesos también aumentó la incidencia de demencias específicamente Alzheimer. La verdad es que las grasas buenas te ayudan a bajar de peso y dan más trabajo a tu cuerpo cuando estás en una alimentación balanceada y de bajo índice glicémico. Además, las grasas buenas te ayudan a combatir el colesterol, disminuyen la inflamación, previenen enfermedades cardíacas y te ayudan a combatir otras enfermedades sobre todo las demencias, el cerebro necesita de grasa ya que en su composición el 60% es grasa. Estas grasas proveen nutrientes para la membrana celular.

Existen dos grandes grupos de grasas las saturadas y las insaturadas. Las insaturadas se componen de tres pequeños grupos Omega 6, Omega 3 y 9; los dos primeros son poliinsaturadas y el último es una grasa monoinsaturada. Estas grasas son indispensables para nuestra salud especialmente ácido linoleico el cual es un omega 6 y ácido linolénico el cual es un omega 3, estos tipos nuestro cuerpo no los produce, por eso precisamos consumirlos.

Las grasas malas a las que tenemos que tener miedo son las denominadas trans que se encuentran en productos fritos, mantequillas industrializadas de maní y muchos productos procesados. Estas son las que te inflaman y causan todas las enfermedades, como artritis, alzheimer, enfermedades autoinmunes y cardiovasculares además de ayudar a que se forme la grasa en el abdomen. Un ejemplo de lo dañinas que son es la margarina. Sabían que si la colocan en temperatura de medio ambiente por muchos días ni las moscas se acercarán, su semejanza al plástico por ser parcialmente hidrogenada, la hace un producto rancio. "Crisco" fue introducida al mercado en 1911 y sólo en 2007 la FDA tomó providencias para retirarla del mercado. En 2006 se hizo obligatorio colocar el contenido de grasas trans en el producto, así como la indicación si el producto es hidrogenado o parcialmente hidrogenado. Existen también grasas que pueden ser calificadas como intermedias ni tan buenas o menos malas, esta calificación va depender de la cantidad ingerida. Las grasas saturadas pueden ser calificadas como buenas o malas dependiendo del tipo y cantidad consumida. Las grasas saturadas son encontradas primariamente en productos animales, como carne de puerco, cordero y carne de res. Excesivas cantidades de grasas saturadas pueden aumentar el colesterol malo e incrementar el riesgo de enfermedades cardiovasculares. El aceite de coco es rico en grasas saturadas y principalmente en ácido láurico que ayuda al sistema inmunológico, este mismo ácido láurico está presente en la leche de la madre.

Otro tipo de grasas saturadas son los triglicéridos de cadena media que también se encuentran en el aceite de coco, estos suministran tanta energía como los carbohidratos y ayuda a incrementar el metabolismo. Dentro de las grasas saturadas tenemos los malos que son los de cadena larga que está en las costillas, hamburguesas, tocino. Lo ideal es no consumir más del 10 por ciento de tu necesidad calórica en grasas saturadas porque de lo contrario incrementas tu riesgo de elevar el colesterol, causar aterosclerosis, insulino resistencia y ganar peso.

Las grasas saludables como el gamma linolénico ácido GLA es producido a partir del linoleico ácido. Este tipo ayuda a disminuir la inflamación del cuerpo, este tipo de grasa se encuentra en el aceite de Onagra por ejemplo. El cuerpo tiene la capacidad de convertir el ácido linoleico a ácido gama linolénico. Los Omega 3 particularmente epi androstenediona "EPA" y dehidroepiandrostenediona "DHA" tienen muchos beneficios. Ellos disminuyen la inflamación en el cuerpo, disminuyen el colesterol y los triglicéridos, previniendo y tratando enfermedades cardiovasculares, optimizando el sistema inmunológico así como ayudando a los neurotransmisores y promoviendo la liberación de grasas almacenada. Una dieta rica en omega 3 va revertir la insulino resistencia y tratar la obesidad. En los últimos tiempos las vacas, puercos y otros animales se alimentan de granos y no de grama, por esta razón estas carnes ya no tienen los ácidos grasos que podrían tener si consumieran pasto. Por último tenemos un grupo de grasas llamadas mono insaturadas estas son las que forman parte de la dieta mediterránea, una de las características de esta dieta es que el 40 por ciento de las calorías diarias vienen de grasas mono insaturadas, ejemplo de estas grasas es el aceite de oliva extra virgen, los aguacates, almendras, nueces que ayuda a disminuir la resistencia insulínica ayudando también a perder peso si tú las consumes con moderación.

1. Plan de acción para tratar la Obesidad

La obesidad ha sido relacionada inversamente con la longevidad. Los más obesos son los más predispuestos a dejar el planeta más temprano esa es la verdad. La pérdida de peso es automático cuando tu comes bajas calorías, comidas ricas en nutrientes, tales como vegetales, súper alimentos, súper hierbas en vez de altas calorías, comida baja en nutrientes, tales como carbohidratos con almidón como pan, pastas, dulces, etc.

Si bien es cierto el libro es acerca del azúcar y sus maleficios para el cuerpo, no podría dejar de completar el mismo sin compartir con ustedes la solución de la preocupación inicial que me llevó a escribirlo. Recuerdan al principio cuando les comentaba que todo surgió como una preocupación de ver tantas personas obesas, estamos viviendo una epidemia de obesidad y si tú ya eres mi paciente recordarás que en mi primera consulta conversamos sobre esto en forma ilustrativa, te hago mención de la realidad en Estados Unidos donde 2 de 3 Americanos sufren de sobrepeso u obesidad, recordarás también que hago una comparación desde 1990 donde el 15% de la población de cada estado en los Estados Unidos estaba en el grupo de obesidad y de cómo esto ha aumentado hasta llegar al 25% en 2010, no quiero alarmarte pero como te expliqué esto es una realidad y si tú no quieres formar parte de esta estadística, te voy a plantear un plan de acción para evitar la obesidad o para tratarte si ya estás en este grupo. Durante todos estos años de dedicación al estudio de la nutrición y atención de casos diferentes he llegado a la conclusión que la principal causa de obesidad es la adicción de la comida y esto va a afectar no solo tu comportamiento sino también la biología de tu cuerpo, aquí tengo una lista de indicaciones para lograr mejorar tu peso y tu salud:

1. Duerme de 8 a 9 horas todas las noches, esto activa tu hormona de crecimiento que ayuda a quemar grasas mientras duermes además de que te rejuvenece.
2. Estabiliza tus hormonas sobre todo el cortisol, cuida de las glándulas adrenales.
3. Trata tu hipotiroidismo si tienes alguna alteración en esta glándula esto puede dificultar que pierdas peso.
4. Analiza tus deficiencias nutricionales, sobre todo tu vitamina D, la gran mayoría que presenta dificultad en perder peso registra una vitamina D baja.
5. Eliminando el azúcar, así como harinas refinadas podrás evitar el sobrecrecimiento de hongos.
6. Sigue una alimentación de bajo a medio índice glucémico.
7. Bebe agua, mantener hidratado tu cuerpo acelerará tu metabolismo.
8. Ejercítate diariamente.
9. No comas después de las 8 de la noche y no dejes de comer las cinco comidas del día, considera tus meriendas importantes.
10. Con un plan de alimentación y los suplementos correctos lograras alcanzar tus objetivos.

Romanos 8:37 *"Antes, en todas estas cosas somos más que vencedores por medio de aquel que nos amó."*

Tu confesión será: Yo soy victorioso y tendré éxito perdiendo peso. Por fe yo me veo más delgado y alcanzando mis objetivos con relación a mi peso y a mi salud.

Activa tu cuerpo

Es curioso pero la verdad es que no todos los que comenzaron haciendo ejercicio, lo hicieron porque realmente les gustaba, comenzaron porque lo tenían que hacer, pero una vez que comenzaron no pudieron parar. Sabes que algunas celebridades confesaron que antes de tener la rutina de ejercicio odiaban hacerlo, como Janet Jackson por ejemplo, Bruce Willis se catalogó como perezoso y comenzó su rutina porque tenía que cumplir un patrón de belleza para salir en las películas, otros como Colin Farrell dijo que el ejercicio la mataba. Es verdad que es un esfuerzo realizar ejercicio pero un esfuerzo válido, una vez que comienzas no puedes parar. La actividad física disminuye el riesgo de enfermedad cardiaca y de accidente cerebro vascular, así como el desarrollo de hipertensión arterial. Ayuda a prevenir diabetes tipo 2, la única forma de poder sensibilizar tus células a la insulina es haciendo ejercicio. Además previene la formación de células cancerígenas, mantienen tus huesos saludables, es considerado un tratamiento para la depresión y la ansiedad, además de incrementar tu energía y alerta mental. También mejora tu digestión, te ayuda a dormir mejor, mejora tu sistema inmune y te mantiene flexible y alivia tu dolor. Sabiendo todos estos beneficios, el ejercicio no solo debe ser algo agradable y si también obligatorio; cualquier actividad cuenta desde en lugar de elevadores subir de escaleras, si quieres salir toma el bus y camina hasta la parada en lugar de usar tu carro, mientras limpias puedes hacer ejercicios de movimiento, levanta y baja las sillas de tu casa, busca siempre hacer alguna actividad, aprovecha el fin de semana para caminar en el parque o en la playa con tus niños, anda de bicicleta cada vez que puedas. Cada actividad que realices trata de hacerlo con intensidad, coloca un objetivo para tu actividad física, para valorizar tu ejercicio tienes que alcanzar la frecuencia cardiaca máxima. Para calcular la frecuencia cardiaca máxima substraes 220, que es un número absoluto de tu edad. Por ejemplo si tienes 40 años sería 220-40= 180 pulsaciones por minuto. Luego este resultado lo multiplicas por otro número absoluto 65% y así obtendrás la frecuencia cardiaca mínima 180 x 0.65 = 117 pulsaciones por minuto. Para obtener la frecuencia cardiaca máxima 180 x 0.85 = 153 pulsaciones por minuto esta sería tu frecuencia cardiaca máxima. Así tu objetivo estaría en mantener tu frecuencia cardiaca entre 117 y 153 bpm sería este valor que mantendrías por minuto para decir que tu actividad física está siendo efectiva.

La actividad aeróbica que es la que utiliza oxígeno es la que te va a permitir quemar más grasas utilizando estas como energía. La actividad anaeróbica quema glucógeno el cual es almacenado como azúcar. Cuando tú no comes tú puedes estar utilizando tus músculos como energía esto es la proteína que existe en ellos. Si tú estás animada a cambiar tu mente con relación al ejercicio, inicia una rutina y trata de alcanzar el 65 por ciento de tu frecuencia cardiaca máxima. Si tú quieres quemar grasa, comienza por ejercicios aeróbicos. Estudios recientes de la Universidad de Duke después de hacer el seguimiento de hombres y mujeres en sobrepeso y obesidad entre las edades de cuarenta y sesenta y cinco años, colocaron ellos a caminar veinte millas por semana y otros a permanecer sedentarios. Ninguno de los grupos cambió sus dietas y ejercitaron a niveles diferentes de frecuencia cardiaca máxima. Como era de esperar el grupo sedentario ganó peso y aumento de circunferencia abdominal así como aumento del porcentaje de grasa. Los que caminaban veinte millas por semana, alrededor de 30 minutos por día, alcanzando entre 40 y 55 por ciento de su frecuencia cardiaca máxima, tuvieron resultados positivos mínimos, ahora el grupo que alcanzó entre 65 y 80 por ciento de su frecuencia cardiaca máxima, ganaron más músculo y perdieron más grasa perdiendo más centímetros en su circunferencia abdominal. Piensa conmigo tienes un perro, si no lo tienes adopta uno, caminar con él todos los días, te puede ayudar a reducir tu peso y hacerte más saludable, comienza por veinte minutos cada día, puedes dividirlo en dos veces al día, una vez que te adaptas a este tiempo puedes ir incrementando cada día, la clave es alcanzar el "target zone" en tu frecuencia cardiaca, lo cual te asegura que no solo estás paseando sino que te estás ejercitando. Puedes realizar varios tipos de actividades desde basket ball, volley ball, bailar, montar bicicleta, football, cardio yoga, lavar tu carro, limpiar tu casa, cortar el jardín de tu casa, nadar, jugar tenis con los amigos, todo cuenta, lo que no puedes hacer es sentarte en el sofá y conformarte con tu apariencia o con tu enfermedad. Abriendo paréntesis, Dios nos dio la capacidad de tomar decisiones y estas determinarán tu futuro. No te sientas demasiado débil, demasiado viejo, demasiado gordo, demasiado enfermo, demasiado perezoso, demasiado conformista, demasiado deprimido, no se cual sea tu pensamiento sobre ti mismo, pero nada de eso justifica que no cambies tu mente sobre ti mismo, cambia estos pensamientos negativos por positivos y si te calificas o piensas que tu estas así, comienza a repetir verbalmente para ti lo contrario, me siento fuerte, me siento joven, me siento delgado y menos pesado, me siento sano, me siento animado, no soy perezoso, no soy conformista y si soy de cambios radicales, me siento feliz, soy una mujer nueva, un hombre nuevo, repítelo tantas veces como puedas, así tu mente podría decir alguna cosa que tú no pronunciaras y tu boca dirá lo que tu realmente quieres para ti. No creas en mentiras, a veces tenemos creencias equivocadas de nosotros mismos o lo que es peor de Dios. Satanás es especialista de mezclar la verdad con la mentira y a veces las aceptamos y vivimos con estas mentiras, por eso tenemos que renunciar a ellas y reemplazarlas con la verdad. El enemigo sabe de esto y para que tú fracases él va usar de todo; experiencias vividas "a mí la vida me enseño tal o cual cosa; como que los hombres no sirven, como que todo para que resulte tengo que hacerlo yo", otras mentiras son por las experiencias vividas "cuando creciste experimentaste que tus padres nunca estaban presentes en eventos importantes o que creciste escuchando cuando pelean tus padres, es por tu culpa que peleamos, no nos hubiésemos casado sino fuera porque tu naciste" este niño que después es un adulto crece pensando que es rechazado que no es querido; otras son heredadas de nuestros padres "tus padres te decían no seas débil o escuchaste de pronto de ellos que ellos eran débiles e inseguros" y creciste creyendo que eres débil, otras son las costumbres de casa "cuando niño todos en casa no gustaban de ejercicio o tú ves que en tu familia existía abuso" y tu creces pensando que es mejor ser sedentario o que la violencia doméstica es normal en la vida de casados, así pueden haber varias mentiras que creíste y creciste con ellas y es hora de hacerlas caer por tierra. Los hechos dicen que de pronto tu estas enfermo, gordo y cansado, nosotros tenemos que creer en la verdad de Dios, porque nosotros no vivimos por lo que vemos y si por lo que creemos, Él nos dice que por sus llagas fuimos curados, los hechos pueden decir que eres un fracasado, pero su palabra nos dice que Él te escogió desde antes de la fundación del mundo para un propósito especial, los hechos pueden decir muchas cosas pero la verdad de Dios es la que tienes que creer y declarar para tu vida, tu cuerpo y tu mente, las veces que sean necesarias hasta que penetre a tu espíritu y se haga una completa verdad. Reconoce entonces las creencias equivocadas sobre ti mismo y comienza a creer la verdad de Dios a tu respecto. Te recomiendo anotar las creencias equivocadas que tienes y busca en la biblia la verdad de Dios para todas ellas y en oración declara la verdad sobre tu vida siempre.

Si sufres de diabetes o insulino resistencia verás que la relación entre la enfermedad y aumento de masa muscular es inversa. Cuanto más aumentas tu masa muscular tu glucosa sanguínea disminuye y aumenta la sensibilidad de tus células a la insulina, pudiendo utilizar esta para metabolizar la glucosa en exceso que tienes en tu corriente sanguínea.

Otras actividades como las de fortalecimiento, levantar peso, trabajar en máquinas, uso de bandas elásticas en Pilates y otros te ayudarán, recomiendo realizarlos siempre sobre dirección de alguien especializado, vemos muchas complicaciones de ejercicios de impacto, jóvenes con problemas de columna serios, o adultos como rodillas desgastadas, meniscopatias o rupturas de ligamentos. Es importante desempeñar estos ejercicios con las técnicas adecuadas.

"Cuando el movimiento se experimenta como alegría, adorna nuestras vidas, hace que nuestros días vayan mejor y nos da algo que esperar. Cuando el movimiento es gozoso y significativo, puede incluso inspirarnos a hacer cosas que nunca pensamos que fuesen posibles"- Scott Kretchmar, Profesor de Ejercicio y Ciencia del Deporte en la Universidad Penn State.

Parte IX

Historias de éxito

Historias de suceso

"Con la Dra. Edith aprendí a comer mejor y mejorar mi salud, los valores de mis análisis de laboratorio nunca habían salido tan bien, gracias Edith".

Me llamo **Yolanda** y quisiera ofrecer mi testimonio. Hace cinco meses empecé con una dolencia en el estómago, me sometieron a muchos exámenes y por último me encontraron muchas piedras en la vesícula. Perdí 36 libras. Mi nuera me recomendó a la Dra. Edith. Yo comía muy mal, no sabía qué comer; ella me enseñó cómo y qué comer y a partir de ese momento empecé a sentirme mejor y pude operarme hace un mes y con todos los valores de mis análisis perfectos. Estos nunca me habían salido tan bien, siempre me salía que tenía anemia. Ha sido una bendición para mí; mil gracias, Edith.

Yolanda Bastidas

"Soy una sobreviviente de cáncer, y aumente 50 libras como consecuencia de los medicamentos. Comencé mi asesoramiento nutricional con Edith el 27 de febrero. Hoy, 9 de mayo de 2014, peso 25 libras menos y para mi sorpresa, ¡en realidad disfruto el comer saludablemente! Gracias, Edith".

Cuando empecé a trabajar con Edith hace poco más de dos meses, estaba obesa. Soy una mujer hispana de 54 años y me sentía muy triste y desesperada. En 2010, me diagnosticaron un tipo muy agresivo de cáncer del seno. Me hicieron una cirugía masiva, y me dieron tratamientos de radiación y quimioterapia. Mi protocolo de quimioterapia debía ser tan agresivo como mi tipo de célula cancerosa y, como consecuencia del cóctel de medicamentos que tuve que tomar, aumente 50 libras. Mi tratamiento terminó a mediados de 2011. Estaba muy gorda, pero estaba viva.

Con el correr del tiempo, mi sobrepeso se convirtió en otro problema de salud. Sobrevivir mi cáncer fue extremadamente exigente, desde el punto de vista físico, emocional y psicológico. Además, ahora tenía que lidiar con la obesidad.

Afortunadamente, una persona de mi trabajo a quien Edith estaba ayudando me contó sobre su conocimiento nutricional, su estilo de asesoramiento y de trabajo, y decidí intentarlo. Después de todo, se trataba simplemente de otra dieta que de seguro no iba a funcionar para mí. Tenía que seguir intentando. La llamé, y después de conocerla, decidí comenzar a trabajar con Edith para bajar de peso.

Ha sido un proceso de aprendizaje. Comencé mi asesoramiento nutricional con Edith el 27 de febrero y hoy día, 9 de mayo de 2014, peso 25 libras menos y, para mi sorpresa, ¡en realidad disfruto el comer saludablemente!

Yo recomiendo a Edith a cualquier persona que quiera perder peso debido a problemas de salud o simplemente porque es importante para lucir y sentirse bien. ¡Gracias, Edith!

Bibiana Salmon.
Doral, Florida

"Recomiendo con insistencia a la Dra. Edith a aquellos que deseen perder peso y ganar salud. Nunca creí en ese tema de lo orgánico o lo natural, hoy día he aprendido a seleccionar lo que debo comer y las porciones que son necesarias; he perdido peso naturalmente y la inflamación de mis pies y tobillos desapareció".

Tengo 58 años y disfruto de una vida de actividades al aire libre. Me gusta navegar en botes de vela y estaba confrontando un problema de sobrepeso y retención de líquidos. A causa de mala alimentación y deshidratación crónica, hace un mes un amigo me comentó sobre la Dra. Edith Sosa y su programa personalizado de nutrición. Jamás creí en ese tema de lo orgánico o natural. Siempre pensé que se trataban de estrategias de mercadeo.

Hoy, mientras inició la tercera semana, puedo decir que he perdido 8 libras. Que la inflamación en los tobillos y pies desapareció. Que he aprendido a seleccionar lo que debo comer y las porciones que son necesarias. Y que el menú dirigido además de ser bueno y saludable, es agradable al paladar. Así que recomiendo con insistencia a esta Profesional de la Salud para todos los que deseen perder peso y ganar Salud.

Romulo.

"He perdido peso naturalmente y me siento muy bien, mi nivel de energía es alto y mi ropa me queda perfecta. El programa es fácil y la Dra. Edith es una excelente asesora, a quien desearás tener a tu lado".

Después de cumplir los 60, noté que mi cuerpo no estaba respondiendo tan rápidamente a las dietas, así que decidí buscar a un nutricionista. Conocí a Edith y quedé impresionada por su encanto, sus conocimientos y su deseo de compartir su tiempo conmigo. Durante la primera visita, pasamos más de una hora hablando de hábitos alimenticios, horarios de comidas, lo que me gusta y lo que no me gusta, medidas, peso y haciendo una revisión de los análisis de sangre.

Edith diseñó la limpieza de la primera semana; me dio tres opciones para todas las comidas e hizo mi vida más fácil. Edith estaba revisando mi progreso diario.

Las semanas siguientes todo progreso y planes fueron hechos por correo electrónico porque vivo en otro estado.

Después de 4 semanas en esta "dieta de bajo índice glicémico" había perdido 10 libras y 26 pulgadas. Me siento muy bien, mi nivel de energía es alto y mi ropa me queda perfecta.

El programa es fácil si deseas hacerte cargo de tu salud y la Dra. Edith es una excelente asesora, a quien desearás tener a tu lado.

María

"Mis valores de mis análisis de laboratorio estaban muy altos. Después de que Edith me ayudó a bajar 23 libras, mis valores están nivelados y ya no necesitaré tomar medicamentos para controlar el colesterol o el azúcar".

Mi experiencia con Edith ha sido maravillosa. Empecé el programa en enero 7 del 2014, cuando me encontraba al límite de la obesidad con 188 lbs.

Los valores de mis análisis de laboratorio estaban altísimos: colesterol, triglicéridos y lo peor, el índice glicémico. Mi doctor me dio un plazo de 3 meses para ponerme al día con mis valores, antes de comenzar un tratamiento con medicamentos.

De modo que contacté a Edith y ella me llevó de la mano, no sólo para bajar 23 libras, sino también para ayudarme con mis problemas de salud. Cambie por completo mis hábitos de alimentación y hoy día, después de 3 meses en el programa, ¡soy una persona nueva!

Mis valores se nivelaron y no necesito medicina para nivelar mi azúcar o colesterol.

Gracias, Edith, por ayudarme a ser una persona más sana, ¡y además, muy feliz con mi nueva apariencia!

Sandra Olivos.

Querida Doctora Edith!! Muchas gracias por su ayuda.

Mis números de tiroides están gracias a Dios en valores normales. Usted con sus conocimientos y la indicación de suplementos específicos consiguió esto, mis triglicéridos también están dentro de los valores normales. Estoy muy animada con el ejercicio y el plan de alimentación de cinco comidas por día, las recetas que me brindo me ayudan mucho a cada dia. Mi energía aumentó y creo que mi endocrinologista va suspender mis medicamentos en la próxima consulta. Ya no tengo más problema de tiroides y doy glorias a Dios por eso.

Lucia.

Antes de comenzar el programa estaba algo nerviosa. No estaba segura de cómo reaccionaría mi cuerpo no solo a la abstinencia de azúcares procesadas y refinadas, sino también naturales.

Me lleve una grata sorpresa cuando renuncie a ellos con mucha facilidad. Los primeros tres días modifique mi dieta dramáticamente por el proceso de desintoxicación que la doctora Edith prescribió, pensé que no lo lograria. Al tercer dia me senti terrible, luego vi que después de ese dia donde presente muchos síntomas, mi cuerpo se estabilizó y respondió maravillosamente, para mi era dificil me ver sin cafe o azucar y por increíble que parezca durante el proceso de desintoxicación no me hicieron falta, quise continuar más que cinco días, porque realmente después del tercer dia me senti otra, mi energía en el trabajo se triplicó y hasta me sentí con mucho ánimo de hacer ejercicios pese a que la doctora no lo recomienda durante esta fase. En la segunda fase del programa con vegetales y frutas y carnes magras me comenze a ver mas delgada y menos inflamada, mis tobillos estaban finos y lo que es mejor no era solo yo quien notaba los cambios, las personas que me conocen lo veian tambien y me preguntaban qué estaba haciendo de diferente. Baje 12 libras en pocos días, claro que estaba bien hinchada y inflamada, mi piel dio un cambio sorprendente, ella lucía brillante. Continuó aplicando lo que aprendí con mi esposo y hijos, veo que mi familia está más saludable y me siento feliz de compartir mi experiencia con los demás. Mis antojos por el azúcar disminuyeron considerablemente. Si buscas un cambio importante en tu vida, te recomiendo que sigas estas orientaciones.

Flavia.

Ha tres años fui diagnosticada con hipotiroidismo crónico, los doctores lo llaman de "Graves disease".

El medico me dijo que nunca quedaría libre del medicamento para disminuir las hormonas. Este medicamento desacelerada mi metabolismo y como consecuencia dificultan mi pérdida de peso. Durante dos años tome el medicamento, con mucha oración y creyendo en JESÚS mis números de TSH normalizaron. Mi médico no lo podía creer, pero en Agosto mi TSH bajo y me diagnosticaron hipotiroidismo, fue cuando conocí a la doctora Edith y ella me prescribió suplementos bendecidos. Y en el dia 4 de Noviembre hice un nuevo examen de sangre y mis números de TSH estaban completamente normales. Toda honra y toda gloria a nuestro Señor Jesús y que siga bendiciendo a nuestra linda y sabia Dra. Edith.

Lucianita Guimarães.

"Tengo polio desde la infancia y ahora sufro con los síntomas de esta enfermedad"

Conocí el trabajo de la Dra. Edith atraves de mi esposa. En la primera consulta fue esclarecido de muchas cosas que desconocía que me ayudaron a abrir los ojos para tener una mejoría en mi salud. Hice un programa de desintoxicación de 7 días y con la alimentación y suplementos perdi 11 libras, lo que me ayudo mucho con mi columna y mi ciatalgia. Me sentí muy dispuesto de conseguir volver a dormir sin la ayuda de remedios. De acuerdo con los exámenes médicos podré dejar de tomar remedios para bajar la presión arterial. Continuo siguiendo las orientaciones de la Dra. Edith y continuó mejorando mi salud. Con un estilo de alimentación saludable y sus conocimientos actualizados, he visto muchas personas siendo curadas a través del trabajo de esta competente profesional y amable persona.

Fabio Gomes.

———————

"Estaba sufriendo mucho con los síntomas de pre menopausia y a pesar de comer saludable y ir al medico no tenia muchos resultados satisfactorios"

Conocí la Dra. Edith y fui esclarecida sobre mitos a cerca de alimentacion y remedios. Con su acompañamiento, hice un programa de desintoxicación de 6 dias y con la ayuda de alimentación balanceada y suplementos perdi 8 libras!. En ese periodo me libre de los "hot flashes", descubrí que era alérgica a la caseína, deje de tener dolores en el estómago y el cansancio que tenía diariamente. Continuo siguiendo las orientaciones de la Dra. Edith, en estos 3 años de orientación y acompañamiento perdi mas 9 libras y no volví a tener ninguno de los síntomas antiguos de antes. Continuo bien dispuesta y alerta. Dra. Edith con su manera gentil, sabi y delicada, nos enseña a tener equilibrio en la salud a través de un estilo de vida saludable. Tengo indicado su trabajo a muchos amigos y todos son muy sucedidos con sus tratamientos. Dra. Edith está siempre renovando sus conocimientos a través de pesquisas y actualizaciones en el campo médico, lo cual hace que esté siempre acompañando y nos compartiendo las descubiertas y verdades de la medicina en el dia a dia. Felicitaciones Dra. Edith por su sensibilidad y honestidad profesional!.

France Gomes.

———————

Parte X

En el mundo de los dulces que tienes que saber

Tipos de Azúcar que encuentras en el supermercado

Dependiendo del grado de refinado que tengan, podemos distinguir diferentes tipos de azúcar:

El azúcar integral: es azúcar de caña que no ha sufrido ninguna transformación. Por lo tanto, no es refinado y conserva todos sus minerales y vitaminas de origen. De color oscuro y de aspecto mojado, está muy perfumado (vainilla y regaliz) y su poder endulzante es muy fuerte. Se vende en las tiendas ecológicas y grandes superficies. También lo puedes encontrar en las zonas eco de tu supermercado habitual.

El azúcar moreno: azúcar de caña refinado (un 95% de sacarosa contra el 99% del azúcar blanco).

Debe sus particularidades (color oscuro, aspecto mojado, perfume) al 5% de sales minerales y materias orgánicas (goma y cera) restantes. Pobre en vitaminas y minerales, es más perfumado (aromas de ron y de vainilla) y se utiliza mucho para caramelización y la realización de pequeños fragmentos.

El azúcar blanco: proviene de la remolacha o de la caña de azúcar, y en todos los casos es refinado al 100%. Está totalmente desprovisto de minerales y de vitaminas. Su sabor es más neutro.

El azúcar glas: azúcar molido y en polvo muy fino, por lo que puede ser integral.

El azúcar mascabado: proviene del refinado del sirope de remolacha. Es muy perfumado y se utiliza para azucarar gofres, crepes, etc. Puede ser rubio o moreno, según su grado de cocción.

El azúcar rubio: se parece al azúcar moreno. Es un azúcar de caña parcialmente refinado, en el que queda un poco de melaza. De ahí su color rubio y su perfume. El azúcar demerara es un tipo de azúcar rubio, se caracteriza por tener cristales grandes, esta mantiene sus nutrientes por no pasar por el proceso de refinamiento de la azúcar blanca

La rapadura: es un azúcar integral, de aspecto granuloso (porque se trata únicamente de jugo de caña secado). Es muy endulzante y lo encontramos en las tiendas bio y dietéticas.

La melaza: es un sirope espeso y viscoso y es un residuo del refinado de la caña de azúcar. Más rica en minerales y vitaminas que el azúcar blanco y menos calórico. Se puede utilizar en pastelería, pues aporta un toque rústico y colorea las preparaciones. Se encuentra en tiendas bio.

Debes tener en cuenta que el grado de refinado no influye de ninguna manera en las calorías del azúcar. Por lo tanto, el azúcar integral es tan calórico como el azúcar blanco (4.000 kcal por 100 g aproximadamente).

1. Tipos de Endulzantes que puedes encontrar

Endulzantes Artificiales: Aspartame, Sucralosa, Sacarina, Acesulfame potásico, neotame y otros. Estos pudieran ser peor que el azúcar regular.

Endulzantes alcohólicos: todos acaban con la palabra "ol"

Endulzantes Naturales: el azúcar de caña, la melaza, el azúcar de coco, la miel, el azúcar de frutas desecadas, la estevia, el jarabe de arroz integral, agave*, jarabe de Arce, el xilitol, yacon.

Endulzantes aprobados por la FDA que no debes consumir

1. Aspartame "NutraSweet and Equal", el que más causa insulino resistencia.
2. Sacarine "Sweet N Low"
3. Sucralose "Splenda"
4. Acesulfame potásico es ampliamente usado en productos energéticos, bebidas y comidas, así como proteínas.

5. Neotame producido por "NutraSweet" es usado en bebidas de bajas calorías

***Agave**: Difundido como natural, la verdad es que es altamente procesado y tiene alta fructosa entre 70 a 97% de su contenido.

Endulzantes aprobados por la FDA que son recomendados

Stevia: Procedente de una planta de América del Sur, es seguro en pacientes con diabetes y disminuye tu presión arterial; Es vendido como "Pure Via, Stevioside, Stevia Extract in the Raw, Sweet Leaf, Stevia Cane, Enlinten o Stevia". Existen diversos estudios mostrando la seguridad en el uso de la misma y también sus propiedades curativas. En una revista de diabetología se mostró su efecto benéfico. Una revisión en la revista de hematología de 2010 indican que stevia puede ser efectiva en disminuir la presión arterial en pacientes hipertensos en un a dos años de su uso continuo, Hematol Agents Med Chem. 2010 Apr; 8 (2): 113-27

Si deseas bajar de peso esta es una solución sin carbohidrato.

Uno de los productos en el mercado conocido como truvia, si bien es cierto contiene stevia, también contiene un ingrediente llamado rebaudioside A, este componente puede causar reacciones diferentes en cada cuerpo, por causa de su farmacocinética, no siendo completamente natural.

Miel Orgánica cruda es una buena alternativa al azúcar, le da un impulso a tu energía, ayuda al buen funcionamiento de tu corazón, suaviza tu piel y promueve las bacterias que son benéficas para tu cuerpo. Rica en aminoácidos y electrolitos así como antioxidantes y componentes antimicrobianos que pueden favorecer la salud de tu cuerpo.

Azúcar de Coco es un substituto natural, contiene vitaminas y minerales que impactan en forma benéfica tu salud. Este azúcar es ideal para diabéticos ayudando a mejorar las bacterias del intestino. Rica en hierro, Zinc, calcio, potasio y ácidos grasos de cadena corta, así como polifenoles y antioxidantes y una fibra conocida como inulina, por esta fibra ayuda a reducir la absorción de glucosa, manteniendo los niveles de esta estable. Otra ventaja de este tipo de azúcar es que tiene bajo índice glicémico.

Xilitol Pertenece al grupo de los azúcares alcohólicos, este tipo de endulzante no tiene grandes efectos sobre tu glucosa sanguínea. Los estudios con relación a este endulzante señalan que puede prevenir caries e infecciones del oído. Además de ser seguro para diabéticos porque no se convierte en grasa. Como la mayoría de los azúcares alcohólicos puede causar diarrea, gases y distensión abdominal por flatulencia.

El xilitol es encontrado en algunas frutas y vegetales y especialmente en varios árboles. Xilitol es también encontrado en humanos y animales como un bio producto intermediario del metabolismo de carbohidratos. Xilitol es actualmente considerado tan natural que nuestros cuerpos constantemente producen de 5 a 15 gramos de este por día, bajo condiciones de un metabolismo normal. La presencia natural de xilitol en plantas, comida y humanos sugiere que consumiendo xilitol en cantidades razonables es seguro para nuestra salud. Comercialmente el xilitol no es encontrado en su forma natural sin embargo es una substancia natural y por tanto seguro su consumo. Xilitol fue descubierto en los años 90 por alemanes y por franceses. En la Unión Soviética este ha sido un endulzante para diabéticos. En la China ha sido usado con fines medicinales. En 1983 el Comité De Expertos de aditivos en comidas bajo la asesoría de WHO (World Health Organization) y FAQ, oficialmente anunció que xilitol es un endulzante seguro para la salud.

Yacon: Otro endulzante que considero saludable es la raíz de Yacón, es natural, no tiene alto índice glucémico, crudo y orgánico de bajas calorías. Existe en dos presentaciones polvo y jarabe. Procedente de la región tropical del Perú, donde este ha sido consumido por siglos. Yacón es de bajas calorías y bajos mono y disacáridos contiene menos que 1 gramo de azúcar. Es consumido en países como Colombia y Argentina, se ha cultivado también en Nueva Zelanda y Hawaii.

Yacón es un prebiótico, lo cual significa que este regula de forma amigable tu flora intestinal. Su consumo contribuye a mantener un tracto digestivo saludable, estimula de forma positiva tu colon y ayuda a la absorción de calcio, magnesio y otros minerales. Es rico en antioxidantes lo cual convierte al Yacón en extremamente útil para eliminar los radicales libres que contribuyen al envejecimiento fuera de tu cuerpo, especialmente fuera de tu intestino delgado y colon. La composición del yacón es principalmente fructooligosacáridos (FOS), los cuales no pueden ser absorbidos por el cuerpo. Es un hecho que este alimento es el más rico en FOS de procedencia natural del planeta. Yacon almacena los carbohidratos como FOS un polímero de la cadena de glucosa. Este FOS puede ser considerado un subgrupo de inulina porque este tiene una estructura molecular, pero con cadenas cortas de fructosa.

Yacón ayuda para mejorar los niveles de colesterol y triglicéridos dentro del cuerpo, también normaliza el metabolismo de las grasas en forma general. Yacón también contiene gliconutrientes y ayuda a estimular el sistema inmune en caminos similares a otro "superfood" el aloe vera. Yacón es ideal por ser de bajas calorías, bajo en azúcar, excelente para desintoxicar tu cuerpo y disminuir de peso, es de bajo índice glicémico, una buena estrategia para evitar el envejecimiento.

La Universidad Mayor de San Marcos en Perú evaluó los efectos de Yacón en jarabe sobre los niveles de glucosa sanguínea en 2004. Sesenta participantes entre hombres y mujeres no diabéticos entre las edades de veinte y sesenta años, se evaluaba la glucemia en ayunas y ocho horas antes de ingerir los endulzantes, entre ellos el Yacón, la miel, jarabe de arce y glucosa. El grupo de yacón tuvo menos variaciones de su glucosa, estos resultados mostraron que el yacón tiene poco efecto sobre los niveles de la glucosa sanguínea, mostrando una disminución casi inmediata de la insulina después de algún tiempo de su ingesta.

Azúcar de dátiles es otro substituto natural rico en minerales como calcio, fósforo, potasio, hierro, sodio, zinc y magnesio. También contiene vitaminas tales como riboflavina, niacina, folato, tiamina, vitamina A y vitamina K. Este tipo ayuda en la constipación regulariza los desórdenes intestinales y promueve el crecimiento de bacterias saludables, por contener muchos minerales ayuda a combatir la osteoporosis y enfermedades óseas, ayudan a combatir la anemia, así como mejoran la ceguera nocturna y optimiza los niveles de energía, mejoran cuadros de alergia por contener sulfuro, promueven aumento de peso. Los dátiles ayudan a mejorar el peso de una forma saludable, también contribuyen a mejorar el sistema nervioso por contener potasio, disminuyen colesterol, disminuyendo el riesgo de accidentes cerebrovasculares y enfermedades cardiacas, reducen riesgo de cáncer abdominal por causa de contener fibra.

Jarabe de Arce tipo B y orgánico, puede ser utilizado en panqueques, crepes. La tipo B no es tan dulce como la A, pero la tipo C es la que se considera de mejor calidad por su alta concentración de minerales. Contiene calcio, magnesio, fósforo y zinco.

Las opciones anteriores son los substitutos naturales, pero si optas por azúcar convencional, te aconsejaría optar por las obscuras que son las menos refinadas, mismo no siendo las mejores opciones son aceptables:

El azúcar de tipo no refinada como **Azúcar demerara, mascavo** son azúcares sin productos químicos y menos perjudiciales, por lo que preservan sus nutrientes. Cuanto más obscura sea el azúcar es más rica en nutrientes, vitaminas, sales y minerales y contienen menos químicos.

3. Denominaciones diferentes para el Azúcar

En 1812, las personas comían alrededor de 45 gramos de azúcar cada cinco días. Eso es aproximadamente la cantidad que contiene una lata de refresco. Para el año 2012, la mayoría de los habitantes en los Estados Unidos consumían una cantidad de azúcar equivalente a 17 latas de soda, cada cinco días.

Eso significa que aumentó significativamente!, por desgracia, no todo el mundo reconoce que consume tanta cantidad de azúcar, ya que esta se oculta bajo nombres que posiblemente no reconozca.

Si ha leído las etiquetas de alimentos para limitar los alimentos que contienen azúcar, es posible que no reconozca todos los nombres que los fabricantes utilizan. El azúcar, sacarosa y fructosa pueden reconocerse fácilmente. Pero nombres como dextrano, etil maltol y panela también son azúcares utilizados para endulzar sus alimentos.

Las compañías de alimentos podrían afirmar que su producto no contiene "azúcar refinada". Esto significa que el producto no contiene azúcar blanca, pero eso no significa que no tenga azúcar.

Este tipo de productos podrían estar etiquetados como “saludable”, ya que provienen de fuentes vegetales o animales, tales como miel o frutas. Sin embargo, agregar azúcar a los productos que a su vez aumenta su consumo diario de azúcar, solo aumenta su riesgo general de daño a su salud.

Debido a la atención de los medios y una mayor demanda de los consumidores, algunas compañías empiezan a hacer cambios. Por ejemplo Yoplait redujo recientemente el contenido de azúcar de su popular yogur de fresa de 26 gramos a 18 gramos.

Por otro lado recuerden que las etiquetas de alimentos enlistan ingredientes en función del orden en que aparecen en el producto. Hay una mayor cantidad del primer ingrediente que del segundo, y así sucesivamente. Aunque el azúcar podría aparecer en la cuarta posición de la etiqueta del producto que lea, es posible que no sea el cuarto ingrediente con mayor presencia en el producto en general. Si un diferente tipo de azúcar aparece en sexta, octava y décima posición, el total combinado podría poner al azúcar en la segunda posición.

Existen más de 60 nombres diferentes para denominar el azúcar, aquí les tengo la lista de algunos nombres:

Agave
Sorbitol
Jugo de caña evaporada
Mannitol
Jugo de fruta concentrado
Jarabe de arroz
Jarabe de Arce
Azúcar de uva
Sucrose
Azúcar marrón
Azúcar de guindon
Caramelo
Etil Maltol
Azúcar dorada
Jarabe de Maíz alto en Fructosa
Melaza negra
Cristales de jugo de cana
Jugo de caña evaporado
Cristales de Florida
Sucanat
Jugo de fruta concentrado
Melaza de arroz
Sólidos de jarabe de maíz
Sirope dorado

Dextrosa
Galactosa
Lactosa
Azucar de barbado
Jarabe de algarrobo
Maltosa
Glucosa
Maltodextrina
Azúcar Caster
Jarabe de Arroz Integral
Miel
Azúcar turbinada
Jarabe de sorgo
Dextrina
Malta diastatica
Etil maltol
de glucosa
D ribosa
Azúcar de castor
Jarabe refinado
Jarabe de Malta
Azúcar de remolacha
Azúcar demerara
Dextran

4. Frutas y vegetales de bajo índice glicémico

El índice glucémico (IG) es una medida de la rapidez con la que un alimento puede elevar su glicemia o azúcar en la sangre. Elegir alimentos con índice glicémico bajo (55 o menos) hacen que el azúcar en la sangre se eleve y luego baje lentamente en el tiempo. A la inversa alimentos con alto índice glucémico (más de 70), hacen que se eleve rápidamente la glucemia y luego baje tambien rápidamente. Estos se caracterizan por se digerir más rápido. Si nos mantenemos en la lista de bajo índice glicémico, mantenemos los niveles de glicemia en nuestro cuerpo más estables y por lo tanto es una forma eficaz de prevenir la diabetes. Estos alimentos también aumentan la saciedad, lo que evitará excederse en el consumo de alimentos, reduce los niveles de insulina ayudando a bajar de peso, reduce los niveles de LDL o colesterol malo y triglicéridos, mejora los niveles de HDL o colesterol bueno, reducen el riesgo de diabetes, controlan las glicemias y aumentan tu energía.

VEGETALES

Alcachofa
Espinacas
Hierbas
Mostazas
Tomates
Espárragos
Germinados de frijol
Rabanito
Beterraba
Pimientos
Broccoli
Repollitos
Repollo
Coliflor
Calabaza
Apio
Cebollinos
Acelgas
Pepinos
Calabacín
Diente de león
Berenjena
Endive
Ajos
Jengibre
Vainitas
Pimientos
Palmito
Acelga
Lechuga
Hongos

FRUTAS

Cerezas
Toronja.
Manzanas.
Peras.
Guindones.
Duraznos.
Fresas.
Naranja.
Kiwi.

Valores de Índice glucémico de algunos alimentos

Comida	Valor de Índice glicémico
Espárragos	<15
Brócoli	<15
Apio poro	<15

Pepino	<15
Vainitas	<15
Lechuga	<15
Yogur bajo en grasa	<15
Pimientos	<15
Espinaca	<15
Calabacín	<15
Tomates	15
Cerezas	22
Leche	32
Spaghetti de trigo	37
Manzanas	36
Cereales	42
Sopa de lentejas	44
Jugo de naranja	52
Plátanos	53
Batatas dulces	54
Arroz integral	55
Popcorn	56
Galletas de arroz	82
Batata asada	85
Pan francés	95
Guindones	103

5. Lista de Alimentos más contaminados "Dirty Dozen Plus"

1. Manzanas
2. Apio poro
3. Tomates cerezas.
4. Pepinos.
5. Uvas.
6. Pimentones.

7. Mandarinas importadas.
8. Duraznos.
9. Batata.
10. Espinaca.
11. Fresas.
12. Pimientos dulces.
13. Acelga
14. Zapallo.

6. Sabes si estás en grupo de riesgo para Insulino Resistencia y Pre Diabetes

Si experimentas: Antojos de comida y adicciones, cambios constantes de humor, ganancia de peso, irritabilidad, fatiga. Si respondes SÍ a todos o a la mayoría están en grupo de riesgo para pre diabetes.

Un tercio de la población Americana califica como pre diabéticos y el 90% de ellos no lo sabe.

Si tú tienes pre diabetes tienen un riesgo mayor a:

Envejecimiento precoz
Acné
Enfermedad de Alzheimer
Ansiedad
Cáncer
Antojos por comida
Gastritis
Colesterol alto
Alto nivel de estrés
Calvicie
Síndrome de ovario poliquístico
Síndrome Premenstrual
Desórdenes del sueño
Constipación
Depresión
Pubertad Precoz
Fatiga
Disfunción eréctil
Hipertensión Arterial
Inflamación
Bajo nivel de vitaminas
Alto nivel de triglicéridos
Alteración del humor
Pobre circulación
Apnea del sueño
Rigidez de vasos sanguíneos

Disfunción eréctil	Aumento de coagulación sanguíneo

Aumento de glándula mamaria en hombres.

7. Algunas marcas con alto contenido de azúcar

Coke Cola	12 onzas	43 gramos de azúcar
Vitaminwater	12 onzas	31 gramos de azúcar
Tazo Iced tea	8 onzas	19 gramos de azúcar
Starbucks tall Iced	11 onzas	35 gramos de azúcar
Jugo de naranja	8 onzas	24 gramos de azúcar

8. Opciones de pan

Pan Ezekiel	granos germinados	0 gramos de azúcar	Índice glicémico 37
Whole Wheat		3 gramos de azúcar	Índice glicémico 73

9. Rangos de glucosa Sanguínea

65-99 mg/dl	Considerado valores normales.
80-85 mg/dl	Mejor rango de glucosa
90-100 mg/dl	Riesgo aumentado para pre diabetes
100-110 mg/dl	Inicio de pre diabetes
110-125 mg/dl	Pre diabetes
Arriba de 126 mg/dl	Riesgo de diabetes

10. Rangos de hemoglobina glicosilada

La prueba de la hemoglobina glicosilada es el mejor test de sangre y representa tu valor promedio de glucosa en las próximos dos o tres meses.

A1C%	Glucosa promedio	Rango
12	298	240-347
11	269	217-314
10	240	193-282
9	212	170-249
8	183	147-217
7	153	123-185

Pre diabetes 5.7 - 6.4
Diabetes > 6.4
Hemoglobina glicosilada control para adultos con diabetes < 7.0

11. Quieres saber si tu estilo de vida te protege de tener una glucosa en sangre elevada:

1. ¿Qué comes usualmente para el desayuno?
   a. Cereal alto en fibra, avena con frutas frescas y leche baja en grasa.
   b. Huevos batidos con una tostada.
   c. Un dulce con 1 taza de café.

2. Observas televisión por:
   a. 1 hora al día.
   b. 2 horas al día.
   c. Más de 2 horas al día.

3. ¿Qué tipo de leche usas más a menudo?
   a. Libre en grasa.
   b. 2% de grasa.
   c. Regular.

4. Tú necesitas ir al tercer piso:

a. Tomas las escaleras y lo consideras un mini ejercicio.
b. Tomas las escaleras, pero te cuesta hacerlo.
c. Tomas el elevador.

5. ¿Cuánto tiempo gastas cada semana en realizar alguna actividad física que te haga sudar, tal como caminar o realizar un trabajo físico?
a. Al menos 2 horas ½ por semana.
b. Acerca de 1 ½ hora por semana.
c. Al menos ½ hora.

6. Cuando te preparas una tostada o un sándwich, tú usas:
a. Pan de granos completos.
b. Pan Rye.
c. Pan blanco.

7. En tus vegetales salteados tu prefieres usar:
a. Aceite de oliva.
b. Aceite vegetal.
c. Mantequilla.

8. Realizas alguna actividad de levantar pesos o algún ejercicio de resistencia como bandas elásticas o maquinas:
a. Al menos dos veces por semana
b. Menos de dos veces por semana.
c. Nunca.

9. ¿Cuál de los siguientes mejor describe tu capacidad para manejar el estrés?
a. La mayor parte del tiempo puedo quedarme calmado y productivo pese al estrés.
b. Yo pierdo mi buen humor.

c. Yo permanezco tenso y ansioso cuando suceden cosas que me alteran.

10. ¿Cuán a menudo comes frijoles?
    a. Frecuentemente, al menos cinco veces en una semana.
    b. No tan a menudo, al menos una o dos veces por semana.
    c. Raramente.

11. ¿Fumas cigarros?
    a. No
    b. Pocos días.
    c. 10 o más días.

12. ¿Cuántas veces comes al día incluyendo las meriendas?
    a. Tres moderadas comidas y varias pequeñas.
    b. Tres comidas en un día.
    c. Menos de tres.

13. ¿Bebes algún tipo de bebida alcohólica?
    a. No bebo.
    b. Vino.
    c. Una mezcla de bebidas o cerveza.

14. ¿Cuantas horas usualmente duermes a la noche?
    a. 7 horas ½ o más.
    b. Entre 6 y 7 horas ½.
    c. Menos que 6 horas.

15. Tu exámen de glucosa sanguínea el año pasado, el resultado de examen fue:
    a. Abajo 100 mg/ dl
    b. 100 a 125 mg/dl

c. 126 mg/dl o más alto.

16. Mi colesterol, triglicéridos y presión sanguínea están:
    a. Niveles saludables.
    b. Presión arterial está discretamente elevada mayor que 130/85 o triglicéridos son 150 mg/dl y un HDL debajo de 50 mg/dl para mujeres o abajo de 40 mg/dl para hombres.
    c. En la zona de peligro; el doctor te comunico que tu colesterol está sobre 200 mg/dl, y LDL está arriba de 130 arriba de 100 para personas con diabetes o enfermedad cardiaca, tu HDL esta abajo de 50 (si eres mujer) o 40 (si eres hombre) y tu presión sanguínea está arriba de 130/85 mmHg.

17. Medida de cintura, el resultado es:
    a. Menos de 35 pulgadas si eres mujer o 40 pulgadas si tú eres hombre.
    b. 35 hinchas o más si eres mujer.
    c. 40 hinchas o más si eres hombre.

Score

Dar 3 puntos por cada a, 2 puntos por cada b y 1 por cada c.

De 45 a 41 puntos: Tú estás haciendo un buen trabajo, tu cuerpo procesa tu azúcar apropiadamente.

De 40 a 36 puntos: Buen trabajo, tú necesitas pocos cambios, especialmente si tienes sobrepeso u otros factores de riesgo para alto azúcar sanguínea.

De 35 a 31 puntos: Cuidado! Este score está cerca de la zona de peligro, principalmente si tienes factores de riesgo para alta azúcar sanguínea.

De 30 puntos o más bajo: llama a tu médico, quien te va orientar a cambiar tu estilo de vida y alimentación.

12. Lista de comidas Alcalinas y Ácidas

Esta lista te ayudará en la selección mejor de tus alimentos, tienes que saber que tu cuerpo necesita mantenerse alcalino. El azúcar es el elemento más ácido, no tienes idea de cuán perjudicial es la acidez para tu cuerpo. La acidez provoca inflamación y mayor riesgo para enfermedades, porque la base de cualquier enfermedad es el proceso inflamatorio. Los alimentos que crecen en la tierra esto es alimentos naturales ayudan a mantener tu cuerpo más alcalino y más saludable. La idea es que consumas el 80% en comidas alcalinas y 20% de ácidos.

Lista de alimentos alcalinos

Vegetales Frutas Bebidas

Espárragos	Limón	Bebidas verdes
Betarragas	Lima	Jugo de vegetales frescos
Pepino	Aguacate	Agua pura alcalina
Alcachofas	Tomate	Agua con limón
Col	Toronja	Té de hierbas
Lechuga	Melón	Caldo de vegetales
Cebolla	Naranjas	Leches vegetales: soja, coco, almendras
Ruibarbo	Bananas	
Coliflor	Durazno	
Rabanito	Peras	
kohlrabi	Manzana	
Yams	Sandia	
Col roja		
Puerros		
Rúcula		

Semillas, nueces y granos, aceites

Espinaca	Almendras	Linaza
Nabo	Calabaza	Hemp
Cebollinos	Girasol	Aguacate
Zanahoria	Sesame	Aceite de Primrose
Frijol verde	Lentejas	Ajos
Espelta	Apio	Comino

Germinados

Broccoli
Repollitos
Germinados
Col rizada

Otros: Liquid Aminos, tahini

Comidas de comidas ácidas

Estas son las comidas rápidas, carnes rojas derivados lácteos, quesos, dulces, chocolates, alcohol y tabaco. Estas comidas son ácidas y no contienen minerales o vitaminas.

Carnes

Puerco, cordero, carne de res, pollo, pavo, crustáceos, otros alimentos de mar, sin embargo el salmón ocasionalmente no acidifica el cuerpo siempre y cuando no sea de granja.

Grasas y aceites

Grasas saturadas, aceites hidrogenados, mantequilla, aceite de maíz, aceites vegetales, aceite de girasol.

Comidas rápidas

Dulces, chocolates, comidas de microwave, sopas de polvo artificiales, comidas instantáneas, comida rápida.

Frutas

Todas las frutas que no están en la lista alcalina.

Productos derivados lácteos

Leche, huevos, quesos, cremas, yogures, helados.

Líquidos

Café, cerveza, jugos de fruta artificiales, leche, tés helados artificiales.

Otros

Vinagre, pasta blanca, pan blanco, bizcochos, salsa de soja, tamari, mayonesa, kétchup, dulces artificiales, miel no orgánica.

Semillas

Mani, pistachos, anacardos.

Parte XI

Impacto en el Mundo

Verdad Revelada

Entre el azúcar y la industria existen tantas mentiras encubiertas que cuando comenzamos a investigar quedamos perplejos de cómo la información que nos llega puede ser tan manipulada. Como revelación las primeras señales que nos alertaron de las consecuencias del consumo de azúcar y su implicancia con la salud aparecieron desde 1950, específicamente con la relación que hay entre el azúcar y enfermedades cardiacas. John Yudkin en 1957 lanzó su hipótesis de que el azúcar era un peligro para la salud pública. Por supuesto hicieron de todo para desacreditar esta teoría, la industria azucarera se opuso a aceptar esta verdad. Nuevos estudios lo confirmaron.

El 12 de Septiembre de 2016, una gran verdad fue revelada, pesquisadores de la Universidad de California publicaron en la revista JAMA de Medicina Interna, un estudio en que denunciaban que "Sugar Research Foundation" Fundación de Investigación Azucarera, había lanzado su primer proyecto de investigación sobre enfermedades coronarias y el resultado fue que las grasas saturadas y el colesterol eran las causantes, lo cual fue tierra abajo cuando se descubre la verdad en 2016 fue descubierto que la industria azucarera sobornó para que el resultado de este estudio salga a su favor. Si consideramos que el estudio fue realizado en la década entre 1960 y 1970 estamos hablando de 5 décadas de estudios engañosos sobre nutrición y enfermedades cardíacas, todos los resultados fueron manipulados por la industria azucarera. El profesor Stanton Glantz, profesor de la Universidad de Medicina del Sur de la Florida es uno de los autores de la realizada y uno de los que participó en la entrevista en New York Times.

Nosotros vs Gobierno

Nosotros tenemos que poner la mano en la masa y tomar cartas en el asunto. Nuestra responsabilidad es mayor que la del gobierno. Necesitamos fomentar una transformación social y política, no podemos solo quedarnos como espectadores. Tú podrás encontrar todos los productos a vista pero lo que lleves a casa será estrictamente tu selección. ¿Quieres vivir bien y saludable o quieres vivir enfermo y tal vez poco? La decisión es tuya pero el impacto que tú causarás será para tu familia y el mundo. Toda conducta adictiva requiere una posición personal, así sucede con el alcohol, el tabaco, la cocaína, estas industrias así como el del azúcar, generan muchos millones para las industrias así como demandan millones para el sistema de salud del gobierno. Muchas de las industrias de productos alimenticios han utilizado el azúcar como componente para atraer más consumidores, los restaurantes de comida rápida por ejemplo utilizan la fructosa como parte de sus productos para crear adicción y aumentar sus ventas. Piensan en el sabor, color, textura y otros atributos que confunden nuestros sentidos. Pero como ya entendimos no siempre lo más atractivo y sabroso es lo más saludable.

Otro punto importante es que tenemos que evitar pensar que el gobierno es la solución, el gobierno es el problema. Las informaciones son adulteradas, las leyes protegen a los productores y es de interés del gobierno que continúe así. El gobierno gana subsidios de la venta del producto y de los ingresos hospitalarios así como de los medicamentos que después las personas enfermas van a usar. Tu te sorprenderías de saber que quien crea nuestros consensos de nutrición es actualmente el Departamento de Agricultura, la misma agencia que está encargada de decidir cuál es el valor de los impuestos por lo que consumimos. Parece entonces un grande conflicto de interés. Es un hecho que el 99% de los subsidios del gobierno por comida van direccionados a la producción de soja, maíz y trigo; lo cual va a incrementar el consumo y venta de jarabe de maíz alto en fructosa, harina blanca y aceite refinado de soja.

En 2002 la Organización Mundial de la Salud elaboró un documento conocido como TRS 916, serie de informes técnicos, donde define al azúcar como la principal causa de enfermedad metabólica y obesidad. Ellos definieron que no más del 10% de calorías que en una dieta deberían provenir del azúcar. La institución encargada de vigilar por la salud global y de colocar restricciones para el consumo de azucar, detuvo la emisión del reporte y a cambio recibió 406 millones de dólares de contribución para la Organización. En otras palabras, fue una extorsión. De 10% se aumentó hasta 25% de las calorías en una dieta normal deberían venir del azúcar. Hoy en día si buscamos en la composición del producto, solo aparece el azúcar en gramos, esto es otra forma de manipular la información que nos llega. El problema es más serio de lo que parece, el azúcar está por todas partes, vayas donde vayas ella está. En las casas donde hay niños, si tu observas que un tercio de las compras es solo azúcar. Para que tengas idea al menos el 70% de todas las personas de países desarrollados tienen adicción al azúcar, este es el enunciado del Doctor Fred Pescatore, médico del Centro Atkins de Medicina Complementar en Nueva York. Médicos del centro Dr. Neal Barnard describe esto de la siguiente manera; "Ellos están tratando de hacer la comida tan seductora como sea posible" y para eso el azúcar fue la mejor solución.

Repercusión en la Economía

El 75% del sistema de salud en los Estados Unidos está direccionado a tratar enfermedades metabólicas como síndrome metabólico, hipertensión, diabetes mellitus, cáncer y demencia.

América gasta dos veces y media más en el cuidado de la salud per cápita, más que cualquier otra nación, aproximadamente 3 trillones cada año. Con este gasto, uno se imagina que nosotros que vivimos aquí, somos los más saludables del mundo, pero esto no es verdad.

El hecho es que el rango de muerte de los Estados Unidos es totalmente contrario a lo que este país invierte. Los americanos se enferman más y tienen una vida más corta que otros países industrializados. ¿A dónde va el dinero? El 30 a 40% de la economía está direccionada a tratar enfermedades relacionadas con el azúcar. Actualmente nueve de diez estados con menos salud en los Estados Unidos también tiene nueve de las 10 peores tasas de obesidad.

Un reciente reporte realizado por la Sociedad Americana de Oncología Clínica, predice que en dieciséis años el cáncer será la causa de muerte principal en los Estados Unidos, sobrepasando a las enfermedades cardiovasculares. Dato que fue reportado por CNN salud de la siguiente forma: "Se espera que el número de casos nuevos de cáncer se incremente en cerca de 45% para 2030 de 1.6 millones de casos a 2.3 millones de casos anualmente. Este aumento en el número de nuevos pacientes causara tremendas dificultades económicas, debido a la gran demanda no solo de médicos, sino de instituciones para el cuidado de pacientes con esta patología.

Las investigaciones del estudio lanzado por el Instituto de investigación de Suiza publicado en 2013 llamado "Azúcar" encuentra que el 30 a 40 por ciento de gastos al cuidado de la salud está direccionado a enfermedades generadas por el azúcar. Nosotros gastamos más de un trillón de dólares cada año, combatiendo el daño del azúcar para nuestra salud. Además de lo que se puede gastar en fraude y eficiencia del sistema de salud.

En la actualidad vivimos una lucha constante con el gobierno que trata de convencernos de que el azúcar es saludable. El exceso de azúcar causa obesidad, además de una enfermedad directamente relacionadas y bien conocidas por todos, la diabetes, también causa enfermedades cardíacas, enfermedad renal y cáncer. Si uno quiere encontrar el lugar de mayor incidencia de estas enfermedades solo tenemos que buscar donde hay más obesidad. De acuerdo al estudio de la Fundación Unida de Salud, nueve de diez estados de menos salud, también tienen nueve de diez peores incidencias de obesidad. Con estos datos de gasto, uno esperaría que el gobierno te entusiasme a parar de consumir azúcar, la verdad es que vemos todo lo contrario, ellos te animan a consumir más, permitiendo la existencia de una publicidad mentirosa, abordando nuestros niños como cobayas de un proyecto de enfermedad y muerte. Llegamos a pensar que talvez esta sea la propuesta, el gobierno nos quiere obesos para morir más jóvenes, eso explicaría porque continúan subsidiando el jarabe de maíz. Una dieta que promueve el consumo de azúcar en lugar de grasas saludable y rica en vitaminas y minerales, una dieta con alta fructosa y químicos sintéticos de toda clase, simplemente no producirá salud, como prueba tenemos un estudio lanzado por la Asociación Americana de Oncología clínica que predice que en dieciséis años, cáncer será la primera causa de muerte en los Estados Unidos, sobrepasando enfermedades cardiacas, la cual al momento ocupa el primer lugar, como lo reporta las estadísticas actualmente. El número de casos nuevos de cáncer es esperado a incrementar próximo a 45% para 2030, de 1.6 millones de casos a 2.3 millones casos anualmente. Este aumento de nuevos pacientes implica en dificultades económicas, debido al creciente aumento de casos de cáncer, aquí en los Estados Unidos, así fue documentado.

En Mayo del 2016 una noticia fue publicada en UOC (Universidad Oberta de Catalunya) News (CAT-ES) "Azúcar el negocio del dulce veneno", detrás de la etiqueta de sacarosa, fructose, glucose, dextrose, lactosa, maltosa y algunos otros como azúcar moreno o azúcar invertido, este "dulce veneno" como fue denominado en el artículo se esconde en más de cuarenta nombres. Este artículo publicado por una revista Española, describe que casi la mitad de los niños y niñas (45%) de 0 a 12 años son obesos o padecen de sobrepeso. Según la OMS (Organización Mundial de la Salud), la Europa del 2030 se enfrentará a una crisis sanitaria y económica de grandes proporciones, en la que dos de tres europeos sufrirá de sobrepeso, siendo España donde se presentará la peor situación, 30% sufrirá de obesidad y el 70 por ciento de la población va sufrir de sobrepeso, país donde la diabetes ha cobrado gran impulso en incidencia y prevalencia; en los ochenta eran 108 millones de diabéticos, en 2014 aumentó para 422 millones, esto quiere decir que en menos de tres décadas ha habido un aumento de 75% de los casos a nivel mundial. Esto no es un problema de adultos solamente, está afectando también a nuestros niños. Lo peor es que la industria de alimentos está tratando de minimizar estos efectos a través de estudios financiados por ellos realizados por algunas empresas de reconocimiento científico, así como historiadores, se están prestando a este juego donde el dinero prevalece sobre la salud de nuestros niños cediendo a una generación corrompida por intereses propios, adoptando una mentalidad fria que se empeña en exterminar a la humanidad. Sin buscar mucho, creo que ya todos sabemos de aquel estudio publicado conjuntamente por Coca Cola y la Academia Americana de Médicos Familiares en el que se señala el sedentarismo como causante de la epidemia de obesidad y diabetes, desplazando su responsabilidad a los individuos.

Por otro lado, es interesante ver las estrategias de mercado que están asumiendo algunos países a favor y no en contra de la salud de nuestros niños, aplicando impuestos altísimos a estas bebidas azucaradas. Países como Dinamarca, Francia, Hungría, Noruega, Sudáfrica, México, Inglaterra, están usando el dinero recaudado para programas deportivos.

La verdad es que estamos en una guerra de intereses, cada vez más está siendo difícil encontrar productos libres de estos edulcorantes, inclusive los productos light. La mayoría entiende de este término que estos productos son, pero es un engaño. Estos productos pudieran tener inclusive un contenido más elevado de azúcares añadidos. Es solo propaganda de seducción, tratan de envolvernos con el término light, zero, free, diet.... No caigas en ese mercadeo barato. Si se va a tomar o comprar alguno de estos productos, le recomendaría que ya que lo va consumir o beber, opte por el normal, pues estos términos son solo etiquetas mentirosas para hacernos pensar que son más saludables o “menos malos”.

Gracias al movimiento de concientización que han iniciado algunos medios de comunicación defensores del consumidor, la cotización del azúcar como materia prima se ha desplomado casi un 40% desde Febrero, 2016 hasta situarse en 11.7 céntimos de euro por libra de azúcar, la sobreoferta podría ser también la causa de esta caída, otra causa de la caída sería también la “corriente saludable” que recorre los países occidentales. Coca Cola anunció que recortará en 12% los azúcares añadidos así como Pepsi Cola, estas empresas prometieron esto poco después que la OMS pidiese que se les aplique un impuesto del 20%. Se presume que estarían tratando que sus productos sean más saludables, ¿Será cierto eso?

Esperemos que esta corriente saludable se extienda no solo a bebidas azucaradas sino también a productos en general en el súper mercado. Otros artículos recientemente publicados en 2017, anuncian que a nivel mundial, las empresas están restringiendo los ingredientes que plantean problemas para la salud como el azúcar y la sal en aproximadamente la quinta parte de sus productos desde 2016, según el “Consumer Goods Forum”, un lobby de venta de azúcar al por menor. El economista principal de la Organización Internacional del Azúcar, Sergey Gudo Shnikov, que representa a los países productores confirma este enunciado de que las intenciones de las empresas de alimentos y bebidas son de reformular sus productos. A todo esto, solo el tiempo podrá contarnos si realmente esto sucederá. Esperemos que si para bien de una generación saludable, libre de diabetes, cegueras, amputaciones, diálisis, demencias y enfermedades cardiovasculares, sin mencionar también las verrugas, manchas por citar las complicaciones de esta enfermedad, libre de obesidad y sobrepeso, depresión, baja autoestima y hígados grasos. Hoy por hoy estamos más informados que ayer, nosotros los consumidores somos los que determinamos sus ganancias y somos nosotros los que determinamos nuestra salud. Toda la información requerida está al alcance de nosotros, con la internet y el google no podemos permanecer inactivos, tomemos cartas en el asunto y comencemos a evaluar mejor qué es lo que llevamos para casa, aunque no lo crean esta corriente saludable va en aumento, medicina preventiva va en aumento, consumidores conscientes va en aumento, seamos pues en todo activo y defendamos nuestro derecho de ser saludables y de que nuestros niños estén libres de enfermedades. Este es un clamor por un cambio, para un mundo mejor para nuestros niños, pues ellos son nuestra herencia divina. Salmos 127:3 "*He aquí, herencia de Jehová son los hijos; Cosa de estima el fruto del vientre.*"

Un total de 190 millones son destinados a programas de nutrición, tales como SNAP, WIC, Programa de emergencia de asistencia alimentaria y el programa Nacional de lanche escolar. Los roles de esos programas son el mismo ofrecer nutrición barata. Productos generalmente con mucha azúcar.

Volviendo al tema del azúcar, aquí en los Estados Unidos es producido en 18 estados y cubre 146,000 puestos de trabajos en Estados Unidos y contribuye a $10 billones, a la economía cada año. Creo yo que nadie por lo menos del gobierno tiene interés en que esto disminuya y si por el contrario que aumente. Es un negocio redondo, así que cuanto mayor sea la demanda es mejor. Esto explica porque Estados Unidos consume más azúcar per cápita que cualquier otro país, bueno nosotros con nuestras adicciones contribuimos a esto. Para ellos les resulta fácil porque la materia prima que nos brindan es barata, las siglas en inglés "HFCS" o en español jarabe de maíz alto en fructosa, resultó peor que el azúcar elevando hasta más de tres veces la producción de insulina, a esto las industrias responden que la fructosa no eleva la glucosa sanguínea, la fructosa sola en si no existe, esta es encontrada junto con glucosa, tal cuando la glucosa es metabolizada dispara la respuesta a la insulina, mientras que la fructosa causa grasa en el hígado y resistencia insulínica. Así esto sumado a la grasa que consumimos nos convierte en gordos. La segunda excusa de la industria para usar fructosa es que no aumenta la hemoglobina glicosilada, lo que podría ser de ventaja para diabéticos, refiriéndose a la de tipo cristalina. Esto podría ser porque la absorción a nivel del intestino es mínima. Esto en lugar de un beneficio es un problema serio, está fructosa en exceso causa gases, diarrea y dolor abdominal, interfiriendo también con la absorción de vitaminas. La industria también manipula mucha información y muchos resultados de estudios han sido manipulados.

Un tercer argumento que ellos usan es con relación a las etiquetas, ellos señalan que la información acerca del valor nutritivo del producto y sus componentes es correcta, lo cual significa que las personas seleccionan el producto en libertad, lo que del todo no es cierto, siendo que existen nombres escondidos que el consumidor desconoce que sea azúcar. La verdad es que la FDA, que es la institución de vigilancia de drogas y alimentación no lista todos los azúcares añadidos para que las industrias que sean competencia no dupliquen sus recetas. Otro argumento de la industria alimentar es que ellos tienen que suplir la demanda. En 1997 el departamento de agricultura de los Estados Unidos publica un hecho asustador, ellos gastaron $300 millones en promover comida saludable en comparación a $11 billones en publicidad de comida chatarra, de los cuales $4.2 billones fue direccionado para atraer niños a sus productos azucarados. Bueno, esto quiere decir que ellos gastan todo ese dinero porque nosotros formamos parte de este mercadeo. Gastan así porque tienen regreso no solo de estos dividendos sino de mucho más. Por eso es importante que tomemos conciencia.

Lo que la industria de alimentos no ha tomado en cuenta es que se gasta $150 billones anualmente en gastos de salud y $73 billones en pérdida de productividad debido a empleados obesos y sus complicaciones de salud. Este hecho fue publicado en la Revista Médica de Ocupación Ambiental en 2010 "Los Costos de Obesidad en el Centro laboral". Estos valores se esperan que aumenten para 2030 a $192 billones. Si bien el gobierno podría colocar impuestos más altos a estos productos y todavía no lo ha hecho, debe ser por alguna razón. Los aportes de dinero de las empresas deben ser muy altas ¿verdad? Los impuestos más altos son adecuados a productos adictivos y que causan enfermedades para la población con menos recursos, así estos impuestos están direccionados a cubrir las necesidades de salud de la población más necesitada y también podría estar orientado a cubrir programas de salud y de nutrición para personas obesas y en sobre peso. El modelo funcionaria mejor, al tener más impuestos, las industrias tendrían que aumentar sus precios así estos productos no tendrían mucha salida, nosotros estaríamos más saludables e implicaría en menos gasto para el gobierno en salud. Sin embargo esto no funciona para ellos, porque representamos ganancia por todos los lados, ellos reciben de las industrias para no aumentar sus impuestos, el producto continúa barato y atractivo, compramos entonces más, las empresas y nosotros dejamos más subsidios y por último gastamos en remedios y hospitalizaciones con valores súper altos, dejando más dinero. Bueno, mi mente no matemática lo entiende así y tú cómo lo entenderías? He llegado a la conclusión que la solución está en nosotros. Tú puedes tomar consciencia y decidir si quieres que ellos ganen o que tú ganes economizando en tu salud; internaciones y remedios por el "resto de tu vida".

Parte XII

Tu Salud está en tu Cocina

Tú comida no solo contiene calorías sino también información

Cuando Hipócrates creó el enunciado "Que tu medicina sea tu alimento y el alimento tu medicina", el ya conocía el poder de los alimentos en el cuerpo, lo que comes tiene el control de las reacciones químicas en tu cuerpo. Por cada alimento que ingieres tu envías información a tus genes, esto es que tú eres capaz de reprogramar tus genes a través de lo que ingieres y preparas.

Antes de conocer que los mejores remedios se encontraban más cerca de lo que imaginaba, tenía una mente volcada a los fármacos y químicos artificiales. Fue difícil pensar que diente de león podría ayudar a mejorar la función hepática, que los ajos podrían ayudar a bajar la presión arterial además de disminuir la agregación plaquetaria y ayudar a controlar el colesterol y a mejorar el sistema inmune combatiendo infecciones y previniendo incluso algunos tipos de cáncer, que la cebolla podría alimentar las bacterias buenas del intestino, mejorar mi inmunidad y ayudar en el tratamiento de bronquitis, que el limón además de alcalinizar mi cuerpo me ayuda a controlar la presión arterial, que el cardamomo ayuda a desintoxicar el riñón y el hígado, que la cúrcuma podría combatir la inflamación de mi cuerpo, destruir las células cancerígenas, además de inhibir la formación de nuevos vasos que nutren el cáncer, y así podría pasar enumerando los diferentes remedios que tienes en tu cocina y no lo sabías.

Así la frase que parecemos haber olvidado y que actualmente podemos citar "Que tu medicina sea tu alimento, y el alimento tu medicina" de Hipócrates es la pura verdad. Asi que no tengas miedo de cocinar, por el contrario, haz de la cocina una actividad placentera. Bueno si te contara como fueron mis pininos en la cocina, no se si eso te va a ayudar a entrar de lleno a este campo o a desistir por completo. Comencé con 9 años, era muy chica pero era la mayor de mis hermanos, mis padres trabajaban mucho y yo me quedaba con mis hermanos y tomaba la posición de adulto, así que cocinaba. No sabía nada de este arte, solo recuerdo que colocaba en una olla agua y todo lo que encontrará en la refrigeradora, mis hermanos nunca se quejaron, para ellos todo estaba bien, es bueno cuando tienes comensales así, recuerdo un pequeño cuadro con una morena de pañuelo rojo en la cabeza que se preguntaba todos los días ¿Qué cocinaré? y esa era y es una pregunta que me hago cada vez que entro en mi cocina. Ahora me resulta más fácil crear, dispongo de medios que antes no tenía y de un conocimiento que antes me faltaba. La comida representa tu estado de ánimo así como estudios señalan que cuantos más colores tenga tu plato en el día, serás más feliz y no sufrirás de depresión. Adquiere el arte de cocinar como parte de tu estilo de vida o como un estilo de salud. De hecho puedes comer cualquier cosa siguiendo una regla importante;

todo lo que comas deben ser verdaderos alimentos completos provenientes de ingredientes verdaderos. El arte de cocinar saludable se resume a comidas sencillas, auténticas, frescas, deliciosas y altamente nutritivas, que sean fáciles de cocinar, alimentos que lleguen desde el campo directo a tu mesa.

Recetas Saludables de bajo Índice glicémico

Hay docenas de factores que juegan un rol importante en una salud vibrante y clareza mental, uno de estos factores es comida simple y limpia. Otros factores son tomar sol, beber agua purificada, respirar aire puro, realizar actividad física, todo esto son constituyen pilares en tu salud. Otro pilar importante es mantener tu espíritu alegre. De esta jornada es importante te motivar para que participes activamente en tu cocina. La verdad es que el cuerpo conoce cómo curarse a él mismo, si te enfocas en comer comida específica para ti, considerando que no somos iguales a los otros, que cada uno es diferente del otro, este principio llamado bio individualidad es tan verdadero y mismo conociendo el principio a veces no lo entendemos ni lo aplicamos para nosotros mismos. La verdad que durante 8 años comencé esta jornada de cura a través de la comida y al final de estos años saque una conclusión, solo uno mismo puede saber que le hace bien a su propio cuerpo, ¿cómo? escuchándolo. Si sabes que comer carne te causa distensión abdominal, no comas más; si sabes que comiendo pocas veces pescado tienes tendencia a aumentar tu mercurio, por más que el pescado sea saludable no lo comas más. Y así vas aprendiendo de tu experiencia, escuchando a tu cuerpo. Lo que pasa es que no le prestamos atención y pensamos que solo fue una vez y no sucederá la próxima vez.

Tu comida va crear tus células, tus tejidos, tu cabello, tus pensamientos e inclusive tus sentimientos, si la comida puede tornarse no solo algo físico sino también influenciar en tu espíritu. No se trata de buscar platos perfectos todo el tiempo pero puedes planear que el 90% de ellos lo sean y el otro 10% dejar que tu mente decida, pero te aseguro que si comienzas a limpiar tu cuerpo el mismo va poco a poco rechazar lo que no es saludable para ti. La vitamina más importante que todos necesitamos para esta jornada llamada vida, es la vitamina del Amor, amate a ti mismo, a los demás y todo lo que está a tu alrededor, cada ser que respira tiene vida y merece de tu amor. Con el amor podrás cocinar platos deliciosos, comienza por recetas simples, es diferente comer en casa que en un restaurante, cuando tú cocinas y colocas mucha de esta vitamina para tu familia, el plato queda delicioso, en un restaurante, el Chef no te conoce, no sabe de tus gustos, está estresado y muchos de ellos son mal remunerados, son pocos los que les gusta realmente lo que hacen y lo hacen con amor. Por eso vuelve a la cocina donde podrás establecer una relación con el arte de cocinar para expandir felicidad en tu hogar, cuando preparo mis alimentos y a veces lo he hecho por mis clientes, oró por ellos, consagró el alimento a Dios y pido para derramar bendiciones sobre ellos, que no solo el alimento traiga salud física sino también salud espiritual. El mundo hoy en día tiene tanta falta de amor, por eso arrojando semillas de compasión cuando oramos por los otros, de sentir el dolor del otro como propio, estaremos cosechando amor. De eso se trata, no pienses que la cocina es un acto cotidiano y aburrido de todos los días, ve el cocinar como un acto espiritual.

Comparto aquí algunas de mis recetas, que harán tu día más feliz y simple.

Quínua

Ingredientes
1 taza de quinua
2 tazas de agua.

Instrucciones: Lava la quinua antes de cocinar, es recomendable que la dejes en agua por 20 minutos, luego cambias de agua y repites el descanso por más 20 minutos y así estará lista para ser cocinada. Combina la quinua y el agua en una olla y colocar a hervir. Reducir el calor, cubrir la olla y dejar la quinua hasta cocinar durante 20 minutos. Puedes servir la quinua con huevos y espinacas, con una rica ensalada, con vegetales. Lo bueno es que las puedes utilizar por varios días si la guardas en el congelador, no más que cinco días.

Desayuno de Quinua horneada

Ingredientes
1 ½ taza de quinua roja o blanca enjuagadas
2 huevos
½ taza de leche de coco o almendra sin endulzar
1 cucharadita de extracto de vainilla
1 cucharada de canela
2 cucharadas de crema de almendras
1 cucharada de extracto de stevia

Instrucciones: Llevar tres tazas de agua hirviendo. Agregar ½ cucharadita de sal y 1 ½ tazas de quinua. Hervir a fuego medio o hasta que la quinua está cocinada y el agua se haya absorbido completamente. Enfriar la quinua. Pre calentar el horno a 375 F (190 C) y poner la quinua en un recipiente grande. Engrasar una bandeja de hornear. Batir los huevos junto con la leche de coco, el extracto de vainilla y la canela hasta que estén muy bien mezclados. Añadir la stevia y batir de nuevo. Añadir la mezcla con los huevos a la quinua cocida y fría. Remover con una cucharada grande para combinarlo. Verter en la fuente de horno y moverlo para asegurarse de que quede uniformemente repartido. Hornear durante 20 a 25 minutos hasta que esté firme y dorado. Enfriar completamente y cortar en cuadrados. Servir con una cucharada de crema de frutos secos encima.

Granola hecha en casa

Ingredientes
1 taza de avena cruda
1 cucharada de miel orgánica cruda
Nueces, pecanas, frutillas, almendras, anacardos
Canela en polvo
Coco rallado sin azúcar
Semillas de girasol o de sesame

Instrucciones: En una sartén colocar la avena cruda a dorar, luego ir agregando el resto de ingredientes, si deseas formar barras puedes agregar más miel y colocar en un molde con aceite de coco untado y dejar en la refrigeradora o en lugar del aceite de coco colocar un papel de manteca. El secreto para las barritas es cuando vas mezclando ver el fondo de la sartén, este es el punto cierto para las barritas te quedar duras.

Compota de Arándanos

Ingredientes
1 libra de arándanos congelados
½ taza de salsa de manzana

Instrucciones: Combinar los arándanos congelados con la salsa de manzana.

Salsa de Manzanas

Ingredientes
6 grandes manzanas
Jugo de limón
½ cucharadita de canela
2 cucharadas de agua

Instrucciones: Cortar las manzanas, añadir jugo de limón y canela. Colocar al calor y añadir agua hasta cubrir completamente, dejar hervir, listo para servir.

Panquecitos de Avena

Ingredientes
1 ½ taza de harina de avena (sustituye por otra harina)
2 huevos
½ taza de endulzante
1 cucharadita de vainilla
1 taza de leche de coco
¼ taza de aceite de coco
1 cucharadita de polvo de hornear
1 cucharada de jugo de limón

Instrucciones: Separa las yemas de las claras, en un tazón bate las claras a punto de nieve. En otro tazón agrega las yemas, aceite, leche, vainilla, jugo de limón y endulzante, mezclar bien todos los ingredientes, agregar el polvo de hornear y harina tamizadas, mezclar bien hasta no dejar grumos, añadir las claras con la preparación anterior. Preparar un molde con aceite de coco, calentar el horno a 350 F, también puedes hacer los panquesitos en la sartén

Jugo verde

Ingredientes
1 aguacate pequeño
1 ½ taza de piña congelada
1 taza de espinaca o de col rizada
8 onzas de agua de coco
2 cucharadas de semilla pura

Instrucciones: Colocar todos los ingredientes en un licuadora por 30 segundos o hasta quedar todos los ingredientes bien mezclados.

Jugo Energizante

Ingredientes
8 onzas de leche de almendras o de coco
1 mano llena de espinacas
1 mano de col rizada
1 chda de semillas chía
2 cucharadas de germen de trigo
1 banana congelada
1 pizca de canela
1 pizca de pimienta cayenne

Instrucciones: Licuar todos los ingredientes por 30 segundos y disfrutar.

Fusión de Manzana, Zanahoria e Hinojo

Ingredientes
1 bulbo de hinojo
1 manzana fuji
2 tallos de apio
1 zanahoria
½ limón
6 onzas de agua

Instrucciones: Licuar todos los ingredientes. Esta función ayuda a mejorar la función del tracto digestivo, además de tener efecto diurético, mejora la presión arterial, estabiliza el nivel hormonal. La zanahoria es rica en carotenoides antioxidantes y vitamina A. Esta función te ayudará a alcalinizar tu cuerpo y reforzar la desintoxicación de tu cuerpo.

Licuado de Arándanos, espinaca y linaza

Ingredientes
2 tazas de leche de almendras o de coco sin endulzar
2 cucharadas de semillas de linaza molidas
1 cacillo de proteína en polvo sin endulzar
1 taza de espinacas
½ taza de arándanos frescos o congelados
½ taza de hielo picado

Instrucciones: Batir los ingredientes en la licuadora. Agregar hielo y batir hasta que esté suave.

Jugo Verde rico en grasas saludables

Ingredientes
Jugo de un limón
Jugo de 1 aguacate
2 tallos de apio
2 tazas de espinaca
½ mano de perejil
½ mano de cilantro
1 pepino
1 cucharada de aceite de oliva
1 cucharadita de sal marina
Agua la necesaria.

Instrucciones: Licuar todos los ingredientes hasta quedar una consistencia cremosa. Agregar hielo si deseas.

Batido de remolacha con fibra adicional

Ingredientes
1 remolacha
1 name o 1 manzana
Jugo de 1 limón
1 zanahoria

Instrucciones: Este batido es uno de mis favoritos, es simple pero no te imaginas el potencial que tiene para la salud de tu cuerpo, está rico en antioxidantes como la betaína, carotenoides y pectina. El name rico en fibra absorbible te ayuda junto con la betaína al buen funcionamiento de tu intestino, la característica de este tubérculo es que es de bajo índice glucémico y además a que ayuda a arrastrar todos los desechos tóxicos de tu intestino, por otro lado la remolacha te ayuda en la limpieza de tu hígado, la combinación con el limón le da el toque alcalino. Si quieres mejorar tu sistema inmune y ayudar a tu hígado e intestino a trabajar mejor, este jugo te ayudará.

Batido de banana Energizante

Ingredientes
½ banana congelada de la noche anterior
100 ml de jugo de naranja
½ taza de perejil
3 cm. de apio
1 mano de col rizada cruda
1 cucharadita de aguacate
4 cm. de pepino sin piel
2 hojas de lechuga romania
300 ml de leche de almendras.

Instrucciones: Licuar todos los ingredientes y disfrutar este delicioso batido.

Súper Alcalinizante

Ingredientes
Jugo de 1 limón
1 inch. de jengibre
1 mano de col rizada
2 hojas de lechuga romania
½ pepino
½ taza de cilantro
1 tallo de apio
½ taza de arugula
Jugo de 1 naranja

Instrucciones: Licuar todos los ingredientes súper bien, agregar agua si deseas mejorar la consistencia. Mi recomendación es que te compres una buena licuadora como el Ninja o el Vitamix, es una buena inversión creeme.

Smoothie Verde

Ingredientes
1 manzana o 1 banana congelada
1 mano llena de espinaca
1 taza de leche de coco
½ taza de avena
½ aguacate

Instrucciones: Licuar todos los ingredientes hasta que quede bien cremoso, disfrute.

Recibe tu libro de 10 jugos de desintoxicación completamente gratis accesando el site: www.dredithsosa.com y clicando en el link tendrás acceso a mi página y a la ventana que se abrirá para recibir este libro en tu correo electrónico.

Sé que los cambios de alimentación son difíciles al comienzo pero no imposibles, se trata de sustituir los malos hábitos e ingredientes no saludables por buenos hábitos e ingredientes saludables.

Jalea de Moras

Ingredientes
2 libras de moras o bayas frescas congeladas
½ caja de pectina.
2 cucharadas de azúcar de coco

Instrucciones: Colocar las moras con el azúcar de coco y la pectina para hervir durante 10 minutos, mezcle con una cucharada de palo hasta no ver el fondo de la olla, dejar enfriar y almacenar en envases de vidrio o colocar en sus panqueques o waffles.

Pan de bajo índice glicémico y súper nutritivo

Ingredientes
1 taza de harina de almendras
1 taza de harina de yuca
¼ taza de harina de coco
1 cucharadita de sal
2 cucharaditas de fermento biológico
2 cucharaditas de jarabe de Arce
1 ¼ taza de agua tibia
1 ½ cucharada de chía
1 cucharada de psyllium

Instrucciones: Mezclar los ingredientes secos, luego en un recipiente colocar el agua tibia con el fermento biológico y el jarabe de arce, luego observar como salen burbujas este es el tiempo correcto para mezclar con los ingredientes secos. Amasar bien, dejar levar a la masa en un lugar caliente, luego amasar, dejar en el lugar más caliente de la cocina, cubierto con un mantel. Colocar el molde a calentar luego colocar papel de mantequilla y la masa, hornear a 350F por 30 minutos.

Bananas con Canela

Ingredientes
1 banana
2 cucharadas de mantequilla de almendras cruda

1 cucharadita de semillas Chía
⅛ Cucharadita de canela

Instrucciones: Cortar la banana, agregar la canela en polvo y colocar al horno pre calentado por 10 minutos, servir con la mantequilla de almendras, las semillas de chía.

Avena con Semillas Chía

Ingredientes
½ taza de avena
2 cucharadas de semillas Chía
1 taza de leche de almendras
½ taza de fresas
1 cucharada de almendras
Coco orgánico rallado

Instrucciones: Mezclar todos los ingredientes y dejar desde la noche anterior.

Consumir al día siguiente.

Brownies veganos de zapallo

Ingredientes
¾ taza de aceite de coco
1 taza de cacao en polvo
¾ taza de azúcar de coco o xylitol
1 ¾ taza de zapallo
2 cucharaditas de polvo de hornear
1 cucharadita de vainilla
1 ¼ taza de harina de almendras
Chispas de chocolate (opcional)

Instrucciones: Calentar el horno a 400 grados F y colocar aceite de coco en el molde.

Colocar la cocoa en polvo y luego adicionar el xylitol, combinar la mezcla con el zapallo. Adicionar el polvo de hornear y la vainilla juntos. Amasar la mezcla. La mezcla deberá despegarse del envase donde está siendo amasada.

Colocar la mezcla en el molde engrasado y espolvorear las chispas de chocolate. Llevar al horno por 20 minutos.

Queque de Avena

Ingredientes
1 taza de avena
2 huevos
2 plátanos maduros
2 cucharadas de miel
50 gotas de estevia
1 cucharadita de polvo de hornear
¾ taza de frutillas picadas u otra fruta

Instrucciones: Moler la avena, los plátanos, mezclar con el resto de los ingredientes y poner en un molde, llevar al horno por 189 grados, medio precalentado por 30 minutos, dejar enfriar e ideal refrigerar de un día para otro.

Brownies veganos

Ingredientes
7 oz de algarrobo en polvo o chocolate vegano
⅓ taza de azúcar de coco
5 cucharadas de aceite de coco
¾ taza de harina de almendras
½ cucharadita de bicarbonato de sodio

¼ cucharadita de sal
⅔ taza de puré de manzana
¾ taza de mantequilla de almendras

Instrucciones: Pre calentar el horno a 375 F (190 C) engrasar un molde y espolvorear con harina. Mezclar los ingredientes primero el algarrobo con harina de almendras tamizada y el bicarbonato, agregar el resto de los ingredientes y mezclar bien, una vez la masa uniforme colocar en el molde y llevar a hornear.

Disfrute.

Bolitas de Almendras y Dátiles

Ingredientes:
2 cucharaditas de aceite de coco derretido
1 taza ½ de dátiles (dejarlos en remojo la noche anterior)
1 taza de almendras (dejarlos en remojo la noche anterior)
Coco rallado para decorar
½ taza de avena torrada

Instrucciones: Colocar todos los ingredientes menos el coco rallado en el procesador, mezclar bien, luego preparar las bolitas y pasar por el coco rallado. Colocar en la refrigeradora por algunas horas.

Panquecas de Almendras con Arándanos

Ingredientes
4 huevos
½ taza de leche de coco
½ taza de agua filtrada
2 cucharadas de mantequilla Ghee o aceite de coco

2 cucharadas de extracto de vainilla
1 taza de harina de almendras
¼ taza de harina de coco
1 cucharadita de polvo de hornear

Instrucciones: Mezclar todos los ingredientes, colocar en un molde con papel de manteca en un horno pre calentado a 350 F.

Panquecas de Calabaza

Ingredientes
½ taza de mixto de ambas harinas de avena y almendras
1 huevo entero
1 clara
2 cucharadas de puré de calabaza
¼ cucharadita de polvo para hornear

Instrucciones: Pre calentar una sartén a fuego medio. Mientras en un envase batir el huevo y luego añade el puré de calabaza. Incorpora las harinas y el polvo para hornear. La mezcla a este punto estará espesa termina agregando la clara de huevo para hacerla más líquida. Rociar el sartén con aceite de oliva extra virgen. Vierte un tanto de la mezcla, deja cocinar como una panqueca regular y listo. La mezcla da para exactamente 4 panquecas. Puedes añadir yogurt de coco entre ellas, frutas y miel si deseas.

Frittata de vegetales

Ingredientes
10 huevos
2 tazas de espinaca fresca y cortada
3 tomates Roma cortados

6 onzas de queso de cabra o queso feta
Sal y pimienta negra
Hojas de hinojo, perejil y cilantro

Instrucciones: Batir los huevos, agregar la pimienta y la sal al gusto, luego la espinaca y el tomate cortado, el queso y al final el hinojo, perejil y cilantro, coloca en el horno pre calentado, después de 25 minutos remover la frittata.

Sugestiones: Puedes cambiar los vegetales colocar zapallo italiano, brócolis, berenjena, luego los ajos y cebolla al gusto, así como otras hierbas como albahaca. Puedes también agregar tofu picado.

Tacos de vegetales

Ingredientes
2 tazas de vegetales: Pimientos, cebollas, brócolis y espinacas
Ajos y 1 cebolla pequeña
Pavo molido
Aceite de coco
1 ½ cucharadita de mantequilla o aceite vegetal
8 huevos
8 tortillas de grano completo.
Queso ricotta
Salsa de tomate hecha en casa.
Sal y pimienta

Instrucciones: Colocar aceite de coco añadir ajos y cebolla finamente cortados, agregar el pavo molido, cocinar bien junto con la sal y pimienta al gusto, agregar la mantequilla, los huevos, luego la salsa de tomate hecha en casa. Preparar las tortillas con la mezcla de la sartén, agregar el queso ricota, decorar con cilantro.

Hamburguesas de Quinua con salsa de Coco

Ingredientes
1 Taza de quinua orgánica
1 taza de arroz integral cocido (opcional)
1 taza de caldo de vegetales sin sal
¾ taza de brócolis finamente cortada
¾ taza de coliflor finamente cortada
¾ taza de col rizada
¾ taza de zanahoria finamente cortada
⅛ de cebolla roja grande
2 dientes de ajos
1 mano pequeña de perejil
2 huevos o 2 cucharadas grandes de harina de linaza
½ cucharadita de polvo de hornear
Ralladura de 1 limón
½ cucharadita de comino
½ cucharadita de paprika
Sal rosa al gusto

Instrucciones: Coloque la quinua en un envase con agua y deje reposar por 20 minutos, luego enjuague y cambie el agua y por segunda vez repita el procedimiento. Cocine la quinua con el caldo de vegetales por casi 20 minutos. Remueva del calor y deje cubierta por 10 minutos. Transfiera a un envase grande.

Coloque los vegetales en un procesador. Mezcle estos con la quinua, adicione el polvo de hornear, la paprika, comino y la ralladura de limón, por último la sal al gusto. Mezcle bien.

Caliente el horno a 350 grados. Cubra un molde con papel manteca.

Con ¼ de taza de la mezcla prepare unas bolitas y de la forma de hamburguesa.

Hornee por 25 o 30 minutos, hasta dorar bien y quedar consistentes.

Sirva con una salsa de coco deliciosa.

Salsa de coco

Ingredientes
1 diente de ajos
¼ taza de almendras crudas y remojadas de la noche anterior
2 cebollas verdes medianas
½ taza de leche de coco orgánica
Jugo de 1 limón
Sal al gusto
2 cucharadas de hinojo fresco
½ chili jalapeño o Serrano

Instrucciones: Colocar todos los ingredientes excepto el hinojo en la licuadora, colocar a alta velocidad hasta formar una crema. Agregar la leche de coco. Por último las cucharadas de hinojo, pulsar solo una vez. Puedes acompañar tus vegetales crudos con esta deliciosa crema también.

Hamburguesas de brócoli con garbanzos

Ingredientes
2 tazas de flores de brócolis
1 taza de tallos de brócolis
1 taza de garbanzos lavados y remojados
1 taza de millet cocido
1 cucharada de mostaza Dijon
2 cucharadas de levadura nutricional
6 cucharadas de harina de almendras o de quinua
2 cucharadas de ajos en polvo

Sal y pimienta al gusto

Instrucciones: Cocine los brocolís en el vapor hasta que quede suave. Espere enfriar y piqué el brócolis en un triturador hasta que quede bien picado. Agregue los garbanzos, el millet y la mostaza y triture otra vez.

Transfiera la masa para un envase, adicione los ingredientes restantes, comenzando con 4 cucharadas de harina de coco o de quinua y amase con las manos hasta que conseguir formar bolitas. Agregue más harina en la medida que sea necesario. Forme las hamburguesas. Caliente el horno a 180 C. Cubra el molde con papel de manteca, coloque las hamburguesas y luego de 20 minutos, voltee ellas de lado contrario, para que se doren ambas partes.

Ratatouille de Vegetales

Ingredientes
1 berenjena cortada en la mitad.
1 calabacín, cortado en rodajas
1 zapallo cortado en rodajas
3 tomates cortados en 4
Aceite de oliva extra virgen
Sal kosher
1 cebolla roja cortado en la mitad
Pimienta roja en polvo
Pimienta en flocos
1 pimiento morrón rojo cortado en rodajas
1 pimiento amarillo
¼ taza de vinagre de manzana
2 cucharadas de hojas de mejorana
½ cucharada de hojas de tomillo fresco

Instrucciones: Pre calentar el horno a 375 grados F.

Colocar la berenjena, zapallo, calabacín y tomates en capa en un molde con aceite de oliva y espolvorear sal generosamente. Hornear hasta que los vegetales estén suaves, acerca de 20 a 30 minutos, con un tenedor voltear los vegetales del otro lado. En una sartén dorar las cebollas, agregar los pimientos. Cocinar hasta los pimientos estar suaves, durante 10 minutos. Agregar en el molde de los vegetales la vinagre, mejorana y tomillo

Salsa Baba Ganoush

Ingredientes
1 berenjena grande
¼ taza de tahini, o más si se necesita
3 dientes de ajo picados
¼ taza de jugo de limón fresco o más si se necesita
1 pizca de comino molido
1 pizca de sal
1 cucharada de perejil picado.

Instrucciones: Calentar el horno a 375 F. Pinchar la berenjena con un tenedor en varios sitios y colocarla en una bandeja de horno. Hornear hasta que esté muy tierna, alrededor de 20 a 30 minutos. Retirar del horno y dejar enfriar un poco. Pelar y desechar la piel. Colocar del horno y dejar enfriar un poco. Pelar y desechar la piel. Colocar la masa de la berenjena en un bol y usando un tenedor, aplastarla bien. Agregar el tahini, el ajo, el jugo de limón y el comino y mezclar bien. Sazonar con sal, y después probar y añadir más tahini o jugo de limón si es necesario. Cambiar la mezcla a un recipiente para servir. Espolvorear el perejil picado y servir a temperatura ambiente.

Sopa de Zanahoria con jengibre

Ingredientes:
6 zanahorias
1 cebolla mediana
2 dientes de ajos
1 cucharadita de sal de mar
4 tazas de agua
6 inches de jengibre fresco
Perejil fresco
Caldo de vegetales (agua donde se hiervan los vegetales)

Instrucciones: Saltear la cebolla con los ajos. Cocinar las zanahorias en el agua, retirar las todavía un poco crudas. Licuar todos los ingredientes, usar el caldo donde se cocinaron las zanahorias o mezclar lo que sobró con un caldo de vegetales que usted tenga reservado o comprado, adicionar el perejil fresco al final de todo, cortado finamente.

Sopa de Desintoxicación

Ingredientes
1 cucharada de aceite de oliva o aceite de coco
1 cebolla pequeña
1 cucharadita de jengibre
2 dientes de ajos
1 tallo de apio cortado
3 tazas de brócolis, incluir los tallos
½ cabeza de hinojo cortado
1 cucharadita de sal
3 tazas de agua
⅛ de cucharadita de pimienta.

Instrucciones: Calentar el aceite en una sartén, agregar la cebolla finamente cortada, el jengibre, el apio, brócolis, hinojo y sal. Cocinar por dos minutos, agregar agua, sal y pimienta. Dejar solo tomar un hervor y licuar la mezcla hasta quedar bien cremosa. Esta sopa acelera tu metabolismo pero también ayudará a mejorar tu sistema inmune, recomiendo colocar los brócolis al final de la cocción para que así no pierda sus anti oxidantes llamados glucosinolato estos se convierten a sulforafano a través da mirosinasa que es otro componente de este vegetal, pero si los cocinas mucho perderás la mirosinasa, por eso no la cocines más que 90 segundos.

Sopa de garbanzos con Chilli y coco

Ingredientes
1 cebolla pequeña
2 dientes de ajos
2 cm. de jengibre
½ pimiento rojo
½ pimiento verde
1 tomate
1 cucharada de tomate concentrado
1 zanahoria o 2 si deseas
1 mano de cilantro
2 cucharadas de aceite de coco
1 taza de leche de coco
1 taza de garbanzos en remojo de la noche anterior
2 cucharadas grandes de chilli

Instrucciones: Pelar los ajos, cebolla y cortar finamente, cortar los pimientos en cuadritos, pelar el jengibre y dejar en pedazos grandes. Dorar estos en el aceite de coco, agregar la zanahoria y la pasta de tomate, luego el tomate cortado en cuadros y los garbanzos. Cocinar todo, dejar hervir y agregar un poco del cilantro cortado. Agregar el chili y por último la leche de coco, cuando estuviera bien cocidos los garbanzos. Servir caliente decorar con pimientos y cilantro, puede adicionar más chilli al final.

Sopa de Calabaza de Mantequilla

Ingredientes
1 calabaza de mantequilla
1 papa mediana
3 zanahorias
1 cebolla
2 dientes de ajos
1 pedazo de jengibre
40 gramos de mantequilla geeh
1 litro de caldo vegetal
2 cucharadas de jugo de limón
1 cucharadita de sal
1 triz de pimienta cayenne
2 triz de curcumim
300 gramos de leche de coco

Para decorar: hongos, semillas de calabaza, chili en flocos y perejil fresco.

Instrucciones:

Pelar la calabaza y cortar en cubos.

Pelar la cebolla, los ajos, jengibre, la papa y las zanahorias. Saltear los ajos y cebolla. Agregar la calabaza, papa, zanahoria en cubos y dorar, luego colocar el caldo de vegetales, hervir por 20 minutos. Agregar la leche de coco y el resto de ingredientes. Decorar el plato con los ítems señalados. Esta es una sopa rica en antioxidantes, carotenoides, vitamina A y fibra. Si añades curcumim podrás tener el efecto anti inflamatoria, si le agregas más jengibre puede acelerar el metabolismo, mejorar el sistema inmunológico y además abrir las vías aéreas.

Sopa de lentejas Moroccan desintoxicante

Ingredientes:
2 cebollas cortadas
2 dientes de ajos amasados
1 cucharada de jengibre fresco
6 tazas de agua
1 taza de lentejas rojas
1 taza de garbanzos
2 tomates cortados en cuadrados
½ taza de zanahorias cortadas
½ taza de apio
1 cucharadita de masala
1 ½ cucharadita de cardamomo en polvo
½ cucharadita de pimienta cayenne
½ cucharadita de comino
1 cucharada de aceite de oliva

Instrucciones: En una olla grande colocar los ajos, la cebolla, el jengibre y el aceite de oliva, por cinco minutos. Agregar el agua, lentejas, garbanzos, los tomates cortados, zanahorias, apio, masala, cardamomo, pimienta cayene y comino. Cocinar todo hasta las lentejas estar suaves. Colocar la mitad de la sopa en un procesador o licuadora. Devolver este puré a la sopa. Servir caliente, puedes colocar cilantro picado al servir.

Crema de Broccoli

Ingredientes
1 cebolla cortada
2 dientes de ajos
3 tazas de jugo de zanahoria
1 mano llena de col rizada
4 manos llenas de broccoli, las flores y tallos
1 taza de caldo de vegetales
½ taza de nueces
Sal rosada al gusto.

Instrucciones: Saltear la cebolla, los dientes de ajos hasta que queden dorados. Agregar el jugo de zanahoria, la col rizada, brócoli y agua. Hervir, recordar de colocar las brócolis al final casi cuando el agua esté hirviendo. Licuar todo y agregar las nueces al final. Sal al gusto. Servir caliente.

Sopa de Guisantes verdes con arugula y albahaca

Ingredientes
100 gramos de guisantes dejados en remojo
3 cucharadas de aceite de oliva extra virgen
3 dientes de ajos finamente cortados
1 cebolla pequeña finamente cortada
200 gramos de rucula
100 gramos de albahaca
Caldo de vegetales

Instrucciones: Colocar en una olla al calor, aceite de oliva los ajos y la cebolla, agregar los guisantes previamente en remojo y escurridos, colocar el caldo vegetal, lo suficiente para cubrirlos, cubrir por 20 minutos. Luego llevar a una licuadora agregar la albahaca, la rúcula, sal al gusto.

Servir todavía caliente y decorar con hojas de rúcula y albahaca.

Falafel de garbanzos

Ingredientes
½ cebolla blanca pequeña
1 diente de ajo
8 onzas de garbanzos
1 mano de perejil
Sal al gusto
3 cucharadas de harina libre de gluten
Jugo de 1 limón
1 cucharadita de polvo hornear
2 cucharadas de aceite de oliva

Instrucciones: Colocar en remojo los garbanzos por 12 horas o cocinarlos. Colocar todos los ingredientes en la licuadora. Una vez bien mezclados, colocar una sartén a calentar con aceite de coco o de oliva, coloque las bolitas da la forma redondeada, dora bien cada uno y luego sirve. Puedes acompañar los falafels con una rica ensalada o servirlo como una hamburguesa en pan pita o rye.

Ensalada de betarraga rostizada

Ingredientes
1 ½ libra de betarragas
⅓ de taza de aceite extra virgen
Sal y pimienta al gusto
2 manos generosas de arugula

1 taza de queso feta
¼ taza de nueces cortadas
⅔ de taza de vinagre balsámico

Instrucciones:

Pre calentar el horno a 370F. Colocar las betarragas con 1 cucharada de aceite de oliva. Espolvorear sal y pimienta, cubrir con papel y rostizar por más o menos 45 a 60 minutos, dependiendo del tamaño de las betarragas. Colocar las betarragas, junto con la rúcula, queso feta y nueces. Al final colocar vinagre balsámico y el resto de aceite.

Sopa de Bok Choy

Ingredientes
¼ de caldo vegetal
2 cucharadas de aceite de oliva
4 dientes de ajo
½ libra de hongos portobello
½ bok choy
1 pimiento rojo cortado
4 pedazos de cebollino
Sal himalaya, pimienta al gusto
¼ taza de cilantro fresco
Pollo o camarones

Instrucciones: Colocar en una olla los ajos y el pimiento junto con el aceite de oliva, hasta dorar. Agregar los camarones luego el bok choy y el cebollino, luego el caldo vegetal. Por último los hongos y el cilantro.

Sopa de tomate, hinojo y puerro

Ingredientes
2 tomates grandes
4 tazas de caldo vegetal
3 puerros orgánicos
2 tazas de hinojo
1 cucharadita de tomillo
1 cucharada de orégano
1 cucharada de albahaca
Sal y pimienta

Instrucciones: Combinar el hinojo y los puerros y sazonar con el tomillo, orégano dorar estos en aceite de oliva, agregar la albahaca, luego los tomates y el caldo de vegetales, cocinar por 10 minutos, sal y pimienta al gusto. Puede licuar la mezcla, consuma la sopa caliente.

Sopa de Espárragos y tomate

Ingredientes
12 Espárragos
6 tomates
2 aguacates
1 tallo de apio
1 mano pequeña de perejil
2 dientes de ajos
Sal de Himalaya
Pimienta negra

Instrucciones: Poner todos los ingredientes excepto la sal y pimienta en la licuadora hasta formar un puré. Calentar a fuego bajo. Sazonar con sal y pimienta, servir caliente.

Risotto de vegetales

Ingredientes
125 gramos de arroz integral.
1 cebolla
3 dientes de ajos
2 cucharadas de aceite de oliva o mantequilla
50 ml de vino blanco
350 ml de caldo de vegetales
100 ml de crema de soya
250 gramos de hongos
Anacardos
Pimientos, sal y chili

Instrucciones: Cortar la cebolla y lo ajos finamente. Calentar el aceite de oliva y dorar las cebollas y ajos. Agregar el arroz esperar por dos minutos y agregar el vino blanco o vinagre y el caldo de vegetales, dejar cocinar hasta que el agua sea totalmente absorbida. Limpiar los hongos y cortarlos finamente, pasarlos por el aceite caliente hasta dorarlos. Finalmente añade las castañas y puedes colocarle pimienta en trozos, cilantro y granadilla por cima para decorar este plato. Que lo disfrutes.

Pasta de Zanahorias o de batata dulce

Ingredientes
2 batatas dulces o 4 zanahorias
1 cucharada de aceite de oliva
100 gr. de espinaca
Perejil fresco

Para la salsa
80 gramos de anacardos

2 cucharadas de Tahini
125 ml de leche vegetal
2 clavos de olor
2 cucharadas de "nutritional yeast"
½ cucharadita de sal
Pimienta al gusto
Jugo de 1 limón.

Instrucciones: Dejar en remojar las anacardos en agua por 2 horas o de la noche anterior, será mucho mejor. Retira el agua excedente. Por otro lado pela los ajos y cortarlos finamente. Agrega los anacardos y el resto de los ingredientes de la salsa a una licuadora, agrega la leche. Puedes colocar más agua dependiendo de la consistencia que quieras llegar.

Pela las batatas dulces y córtalas en espiral, (veggie bullet o aparatos que son específicos para este efecto). Coloca una sartén con aceite de coco calienta bien el aceite y coloca las batatas dulces en espiral, cubre con una tapa y deja que se cocinen bien. Agrega espinacas al final y la salsa que reservaste.

Omelet de hongos y Espárragos

Ingredientes
1 ⅓ cucharadita de aceite de coco
⅔ de hongos shitake
2 cucharadas de cebollas rojas
4 huevos grandes
½ taza espárragos
¼ taza de perejil
2 cucharadas de agua purificada
Sal y pimienta al gusto

Instrucciones: Calentar una sartén con aceite de coco, agregar los hongos y cebollas finamente cortados, agregar el agua, mezclar los huevos, agregar los huevos mezclados a la sartén junto con los demás ingredientes.

Tres formas de preparar tu pesto

Pesto primera receta

Ingredientes
½ taza de albahaca
½ taza de rucula
1 aguacate
30 gramos de piñones
2 cucharadas de aceite de oliva
2 dientes de ajos
2 cucharadas de jugo de limón
Sal y pimienta.

Instrucciones:Pelar los ajos, cortar el aguacate a la mitad y remover el interior del mismo. Colocar todos los ingredientes en un procesador o licuadora.

Puedes acompañar esta salsa con pasta tradicional, fetuccine de shirataki o con espárragos o con una ensalada o vegetales crudos como zanahorias y apio.

Pesto segunda receta

Ingredientes
1 aguacate
1 rama grande de apio
1 diente de ajos
1 cucharadita de espirulina
½ cucharadita de sal

Castañas o anacardos
½ taza de albahaca
Aceite de oliva y agua
Jugo de 1 limón (opcional)

Instrucciones: Pelar el diente de ajo y el aguacate cortar por la mitad y retirar el interior. Colocar todos los ingredientes en la licuadora hasta adquirir una consistencia.

Pesto tercera receta

100 gr de almendras
100 ml de aceite de oliva
3 dientes de ajos pelados
25 gramos de albahaca
1 cucharadita de jugo de limón
1 cucharada de jarabe de Arce
Sal al gusto
Agua
1 mano de almendras rostizadas cortadas para decorar

Instrucciones: Pelar los ajos y cortar finamente, agregar a su licuadora todos los ingredientes, la cantidad de agua va depender de la consistencia a la que desee llegar, coloca almendras rostizadas y finamente cortadas para completar su pesto.

Humus casero

Ingredientes
1 taza de garbanzos remojados de la noche anterior
4 onzas de tahini
Jugo de 1 limón

Sal al gusto
2 cucharadas de agua
Pimienta cayena opcional

Instrucciones: Licuar los garbanzos, junto con el tahini, agregar el jugo de limón, el agua y sal al gusto. Puedes agregar pimienta cayenne si deseas que te quede un poco más picante, puedes adicionar remolacha, si deseas que sea de remolacha, alcachofas, pimientos, etc.

Sugerencias de salsas para tus ensaladas

Salsa Numero 1

Ingredientes
5 tomates
1 taza de apio
½ taza de tahini
1 diente de ajo
1 pieza pequeña de jengibre
2 cucharadas grandes de jugo de limón

Instrucciones: Licuar todos los ingredientes

Salsa Numero 2

Ingredientes
1 taza de pina
1 taza de naranja
1 pimiento rojo

Instrucciones: Licuar todos los ingredientes

Salsa Numero 3

Ingredientes
2 pepinos
2 tallos de apio
½ mano de hinojo
2 cucharadas de jugo de limón

Instrucciones:Licuar todos los ingredientes y disfrutar de un tratamiento para dejar tu piel renovada.

Salsa Numero 4

Ingredientes
1 taza de mango
1 cucharada de rosemary
1 taza de dátiles

Instrucciones: Licuar todos los ingredientes, hasta que quede bien cremoso.

Salsa Numero 5

Ingredientes
1 taza de jugo de limón
1 taza de dátiles
1/4 de taza de mostaza

Instrucciones: Licuar todos los ingredientes y disfrute.

Salsa de Ranch

Ingredientes
1 taza de jugo de limón
1 taza y ½ de anacardos
1 ½ de cebollín
1 taza pequeña de vinagre
1 taza pequeña de hinojo
1 mano de Perejil fresco
Semillas de girasol
Cebolla y ajos en polvo

Instrucciones: Licuar todos los ingredientes hasta adquirir la consistencia deseada.

Salsa de Naranja y Piña

Ingredientes
1/2 taza de jugo de naranja
1/2 taza de pina
1 remolacha
1 mano de albahaca
½ inc. de jengibre
Semillas de hemp

Instrucciones: Licuar todos los ingredientes y saboréala con tu ensalada favorita.

Noodles de calabacin

Ingredientes
6 calabacines en espiral
¾ taza de menta fresca

½ taza de tomates cereza
3 naranjas
2 cucharadas de tahini
1 cucharadita de jarabe de Arce (opcional)
1 cucharadita de curry
1 cucharadita de curcumin
1 cucharadita de comino
1 cucharada de levadura nutricional

Instrucciones: Licuar todos los ingredientes menos el calabacín, luego mezclar y servir. Puedes agregar jugo de limón si deseas.

Ensalada de Remolacha horneada

Ingredientes
1 ½ libra de remolachas
1/3 taza de aceite de oliva
Jugo de 2 limones
Sal y pimienta al gusto
2 manos llenas de arugula
1 taza de queso feta
¼ taza de nueces finamente cortadas
2/3 taza de vinagre de manzana o balsámico

Instrucciones: Precalentar el horno a 375 F. Colocar las beterrabas cortadas con 1 cucharada de aceite de oliva, agregar sal y pimiento al gusto. Cubrirlas y colocarlas al horno por 30 minutos. Una vez listas colocarlas con el resto de los ingredientes. Mezclar el aceite de oliva, jugo de limón y la vinagre balsámico o de manzana, agregar a la ensalada.

Ensalada con Tempeh

Ingredientes
3-4 hojas de lechuga Romania
1 cucharada de eneldo
¼ de cebolla morada
¼ de taza de remolacha fermentada
3 onzas de tempeh
Hojas de espinaca, arugula y cilantro
Sal y pimienta al gusto.

Instrucciones: En una sartén al calor colocar aceite de oliva, agregar la cebolla cortada a lo largo, luego el tempeh finamente cortado. Agregar sal y pimienta cayena al gusto. Agregar el eneldo, mover bien hasta que el tempeh se vea dorado y los ingredientes penetren bien en el. En otro recipiente colocar las hojas y la remolacha fermentada.

Tofu horneado en salsa de naranja

Ingredientes
2 Naranjas
La de la naranja rallada
3 cucharadas de Bragg's aminos
2 cucharadas de Jarabe de Arce
1 cucharada de vinagre de arroz
1 caja de tofu
1 cucharadita de Chili
2 cucharadas de fermento biológico
2 dientes de ajos
1 cm. de gengibre
½ cebolla

Instrucciones: Cortar el tofu en cuadritos, agregar 1 cucharada de fermento nutricional y 1 cucharada de Bragg's aminos. Mezclar bien el tofu con estos dos ingredientes.

En una fuente colocar papel de mantequilla y en horno pre calentado acomodar el tofu. Llevar al horno por aproximadamente 20 minutos.

Colocar los demás ingredientes en un procesador, luego llevar a fuego lento mezclando bien hasta que espese y forme una crema.

Después de retirado el tofu del horno, agregar la crema, dejar enfriar y está listo para acompañar tu ensalada o tus vegetales favoritos. Espero que los disfrutes.

La Verdadera Sanidad

Como médico cristiano, yo creo que la verdadera sanidad comienza con una relación con Jesús. Yo no me refiero a una religión, me refiero a crear una intimidad a cultivar una relación con tu creador. Él es el camino, la verdad y la vida; solo Él te dará la paz que excede a todo entendimiento. Comienza esta relación con una simple oración:

Señor Jesús, yo creo que tú eres el hijo de Dios y que moriste en la cruz para perdón de nuestros pecados y que resucitaste dentro de los muertos para darnos vida eterna. Perdona mis pecados y transforma mi corazón. Te reconozco como mi Señor y salvador. Ayúdame a caminar según tu propósito. Dame la gracia de poder recibir tu santo espíritu. En tu nombre es que oro. Amén.

Si haces esta oración con tu corazón la palabra dice que recibirás el espíritu de adopción, serás llamado hijo de Dios y serás guiado por su espíritu. Cultiva tu relación con Dios y tendrás prosperidad en todos los caminos. Cuando comiences esta relación surgirá un deseo muy grande en tu interior de compartir esta sanidad con los demás, conversa con amigos y colegas de trabajo, anímate a acudir a una iglesia y participa del ministerio que Dios te dio. Durante todo el libro hable de la unidad que somos espiritu, alma y cuerpo, en esta orden. La verdadera salud la encuentras cultivando tu relación con Dios y siguiendo todos los principios señalados. Solo así serás impulsado por la fe y el amor. Escoge creer que todas las cosas son posibles con Dios. Sé amable contigo mismo, y deposita toda tu confianza en Él. Proclama las grandezas que el Señor hace y hará en tu vida, convida a los demás en este viaje, celebra tu éxito y divide tus dificultades. Descansa plenamente en Él y verás su misericordia y fidelidad todos los días de tu vida.

Referencias

1.A Brief History of Honey." The Honey Association. http://www.honeyassociation.com/index.asp?pid=9

2."Adult Obesity Facts." Centers for Disease Control and Prevention. http://www.cdc.gov/obesity/data/adult.html

3."Cancer Statistics." NIH Fact Sheets. National Institutes of Health. http://report.nih.gov/nihfactsheets/viewfactsheet.aspx?csid=75

4.Environmental Working Group, "Good Food on a Tight Budget", 12 agosto 2012,http://www.ewg.org/release/good-food-tight-budget-ewg-s-new-easy-user guide

5. Magali Lenoir, Fuschia Serr, y otros, "Intense Sweetness Surpasses Cocaine Reward". PLoS ONE, 1 agosto 2007. http://www.plosone.org/article/fetch

Article.action?article URI+info%3Adoi%2F10.1371%Journal.pone.0000698 6. U.S. Department of Agriculture, "Profiling Food Consumption in America", 6.USDA Agriculture Fact Book. http://www.usda.gov/factbook/chapter2.pdf

7.Sugary "Drinks and Obesity Fact Sheet", Harvard School of Public Health,2013.http://www.hsph.harvard.edu/nutritionsource/sugary-drinks-fact-sheet/ 8. Bradshaw PT, et al. Consumption of sweet foods and breast cancer risk: a case control study of women on Long Island. New York. Cancer Causes Control 2009 Oct;20(8): 1509-15

9. Kaye Foster-Powell, Susanna HA Holt, and Janette C Brand-Miller "International table of glycemic index and glycemic load values 2002. Am J Clin Nutr 2002; 76:5-56. Printed in USA. 2002 American Society for Clinical Nutrition.
10. "Where is added sugar hiding?" Sanjay Gupta. CNN. March 10 2015. http://www.cnn.com/videos/tv/2015/031/101orig-added-sugar-sanjay-gupta-calories-food.cnn
11. "The growing concern over too much added sugar in our diets. Sugar Science, University of California at San Francisco. www.sugarscience.org
12. "Added Sugar, Subtracted Science: How Industry Obscures Science and Undermines Public Health Policy on Sugar." June 2014. Center for Science and Democracy. www.ucsusa.org/addedsugar
13. "The hidden costs of sugar." November 14, 2014. http://medicalx-press.com/print335173008.html
14. "Adult Obesity Facts." Centers for Disease Control and Prevention. http://www.cdc.gov/obesity/data/adult.html
15. "Diabetes Public Health Resource." Centers for Disease Control and Prevention. http://www.cdc.gov/diabetes/statistics/prev/national//figbyage.htm
16. "How sugar is Made_the History." htttp://www.sucrose.com/Ihist.html
17. "Sugar Consumption in the US Diet between 1822 and 2005. "Guyenet, Stephan & Landen, Jeremy. Online Statistics, Rice University and Tufts University. http://onlinestatbook.com/2/case_studies/sugar.html
18. "Sugar and Sweeteners." Anderson J. & Young L. Colorado State University, Fact Sheet No. 9.301. Food and Nutrition Series. Revised May 2010

19. Sugar can be addictive, Princeton Scientist says. Princeton University. Dec. 10 2008 http://www.princenton.edu/main/news/archivelS22/88/56G31/index.xml?section=topstories

20. If Sugar is addictive…what does it mean for the law? Gearhardt A. Et.al. J Law Med ethics. 2013 Mar, 41 Suppl 1: 46-9

21. "Sweet Disease What Sugar and Artificial Sweeteners are Doing to Your Health" Brian Clement, PhD., NMD.,L.N. Foreward by Gary Null, PhD. Hippocrates Health Institute 2015

22. Sugar addiction: pushing the drug-sugar analogy to the limit. SH. Ahmed. Et. al. Curr Opin Clin Nutr Metab Care. 2013 Jul; 16 (4):434-9

23.Does cancer love sugar? http://www.mdanderson.org/patient-and-cancer-information/cancer-information/cancer-topivs/prevention-and-screening/food/cancersugar.html

24. Fructose consumption and cancer: is there a connection?Port AM. Et al. Curr Opin Endocrinol Obes. 2012 Oct;19(5):367-74

25. "It's the Sugar, Folks." Mark Bittman. The New York Times. February 27, 2013.

26. The relationship of sugar to population-level diabetes prevalence: an econometric analysis of repeated cross-sectional data. Basu S, Yoffe P, Hills N, Lustig RH. PLoS One. 2013;8(2):e57873

27. Consumption patterns of sugar-sweetened beverages in the United States. Han E. Powell LM. J Acad Nutr Diet. 2013 Jan; 1133 (1):43-53

28. Artificial sweeteners induce glucose intolerance by altering the gut microbiota. Korem T. Et al. Nature. Oct. 9, 2014

29. "The Lethal Science of Splenda, A Poisonous Chlorocarbon." James Bowen, M.D. May 8, 2005. http://www.holisticmed.com/splendalbowen.html

30. "Cambie su Dieta, cambie su Salud", Como la comida puede mantener su salud o causar enfermedad. Jorge Bordenave MD FACP, Author House ™ Setembro 11, 2011; 42-103
31. "Stress in American Findings", American Psychological Association, 9 noviembre 2010. http://www.apa.org/news/press/releases/stress/national-report.pdf.
32. Larry Dossey, Healing Words: The Power of Prayer and the Practice of Medicine (Nueva York: HarperCollins,1993).
33. Steve Willis con Ken Walker, Winning the Food Fight: Victory in the Physical and Spiritual Battle for Good Food and a Healthy lifestyle (Ventura, CA: Regal, 2012).
34. Mark Hyman, M.D., The Blood Sugar Solution: The Ultra Healthy Program for Losing Weight, Preventing Disease, and Feeling Great Now! (Boston: Little, Brown, 2012).
35. Rick Warren, D. Min. Daniel Amen, M.D., Mark Hyman, M.D., El Plan Daniel 40 Días hacia una vida más saludable (Editorial Vida- 2013).
36. Jacob Teitelbaum, M.D., Chrystle Fiedler, Beat Sugar Addiction Now! (Fair Winds Press, 2010).
37. Michael Greger, M.D., Gene Stone. How not to Die: Discover the Foods Scientifically Proven to Prevent and Reverse Disease (Macmillan Corporate 2015)100-122
38. 2014 Statistics Report. Centers for Disease Control and Prevention. http://www.cdc.gov/diabetes/data/statistics/2014StatisticsReport.html. Updated October 24, 2014. Accessed March 3, 2015.
39. Centers for Disease Control and Prevention. National Diabetes Statistics Report: Estimates of Diabetes and Its Burden in the United States, 2014. Atlanta, GA: U.S. Department of Health Human Services; 2014.
40. 2014 Statistics Report. Centers for Disease Control and Prevention. http://www.cdc.gov/diabetes/data/

statistics/2014StatisticsReport.html. Updated October 24, 2014. Accessed March 3, 2015.
41. Pratley RE. The early treatment of type 2 diabetes. Am J Med. 2013; 126 (9 Suppl 1):S2-9
42. Rocchini AP. Childhood obesity and a diabetes epidemic. N Engl J Med. 2002; 346 (11):854-5
43. Karve A, Hayward RA. Prevalence, diagnosis, and treatment of impaired fasting glucose and impaired glucose tolerance in nondiabetic U.S. adults. Diabetes Care. 2010; 33(11):2355-9
44. Centers for Disease Control and Prevention. National Diabetes Statistics Report: Estimates of Diabetes and Its Burden in the United States, 2014. Atlanta, GA: U.S. Department of Health and Human Services; 2014. http://www.cdc.gov/diabetes/data/statistics/2014StatisticsReport.html.Updated October 24, 2014. Accessed March 6, 2015.
45. Holman H. Chronic disease-the need for a new clinical education. JAMA. 2004;292(9):1057-9
46. Institute of Medicine. Crossing the Quality Chasm: A-New-Health System for the-21st Century. Washington D.C.: The National Academic Press, 2001-213. http://www.ion.edu/Reports/2001/crossing-the-Quality-Chasm-A-New-Health-System-for-the-21st-Century.aspx.
47. Pratley RE. The early treatment of type 2 diabetes. Am J Med. 2013;126(9 Suppl 1): 2-9
48. Robert H. Lustig, MD MSL with Cindy Gershen, The Fat Chance cookbook (Hudson Street Press, 2014)
49. Dr. Colbert's "I can do this Diet"(Siloam A Strange Company 2011)
50. Michael S. Rosenwald, "Why America Has to be Fat," Washington Post, January 22, 2006: F01

51. World Cancer Research Fund/American Institute for Cancer, Food, Nutrition, Physical Activity, and the Prevention of Cancer. A Global Perspective (Washington DC: 2007)
52. National Institutes of Health: National Institute of Diabetes, Digestive and kidney Diseases. "Statistics Related to Overweight and Obesity: Economic Costs Related to overweight and Obesity," http://www.win.niddk.nih.gov/statistics/index.htm
53. Centers for Disease Control and Prevention, "Defining Overweight and Obesity" http://www.cdc.gov/nccdphp/dnpa/obesity/defining.htm (accessed SEptember 15, 2009)
54. Associated Press. "Obesity Rates in U.S. Leveling Off."
55. A. Mokdad et al., "Actual Causes of Death in the United States, 2000," Journal of the American Medical Association 291 (2004): 1238-1245
56. National Center for Health Statistics, Health, United States, 2000," Journal of the American Medical Association 291 (2004): 1238-1245
57. Associated Press, "Obesity Rates in U.S. leveling Off," November 28 2007, http://www.msnbc.msn.com/id22007477/(accessed September 15, 2009).
58. National Institutes of Health, "What Causes Overweight and obesity?" htttp://www.nhlbi.nih.gov/health/dci/Diseases/obe/obe causes.html (accessed September 15, 2009)
59. ScienceDaily.com, "Obesity Increases Cancer Risk, Analysis of Hundreds of Studies Shows," February 18, 2008 http://sciencedaily.com/releases/2008/02/080217211802.htm (accessed September 15, 2009).
60. Michael F. Jacobson, Liquid Candy: How Soft Drinks Are Harming Americans Health (Washington DC: Center for Science in the Public Interest, 2005), 8-11.

61. BestDietTips.com, "Glycemic Index List of Foods," htttp://www.bestdiettips.com/content/view/219/53/(accessed September 16, 2009)
62. U.S. Department of Health and Human Services, Dietary Guidelines for Americans, 2005, 6th ed., (Washington DC: U.S. Government Printing office, 2005).
63. Neal Barnard, Breaking the Food Seduction (New York: St. Martin's Press, 2003), 32.
64. Institute of Medicine, Dietary Reference Intakes for Energy, Carbohydrate, Fiber, Fat, Fatty Acids, Cholesterol, Protein, and Amino Acids. (Washington DC: The National Academies Press, 2002).
65. USDA Center for Nutrition Policy and Promotion, "Is Total Fat Consumption Really Decreasing?' Nutrition Insights 5 (1998)
66. American Beverage Association, "What America Drinks", viewed at http://improveyourhealthwithwater.info/al/whatamericadrinks.pdf (accessed sEptember 17, 2009)
67. Daniel DeNoon, "Drink More Diet Soda, Gain More Weight?' WebMD.com, June 13, 2005, http://www.webmd.com/diet/news/20050613/drink-more-diet-soda-gain-more-weight (accessed September 17, 2009).
68. Lauren Muney, "Top 10 Excuses for Falling Off the Diet/fitness Wagon-and Answers for them," PhysicalMind.com http://www.physicalmind.com/top_excuses.htm
69. Zinczenko, Eat this, Not That! 47.
70. Elisabeth Rosenthal, "Even the French Are Fighting Obesity," New York Times, May 4 2005, http://www.nytimes.com/2005/05/03/world/europe/03iht-obese.html?_r=1 (accessed September 21, 2009).
71. Bussiness Wire, "American Need Help Managing "Mealtime Multitasking"; American Dietetic Association/ConAgra Foods Share Pointers for September National Food Safety

Month," September 8, 2004, http://findartivles.com/p/articles/mi m0EIN/is 2004 Sept 8/ai n6185136/ (accessed September 21, 2009).

72. Brooke Alpert, Patricia Farris "Adiós al Azúcar, Pierde peso, siéntete bien y luce más joven" (Editorial Oceano de Mexico, S.A de C.V. 2015)

73. Basciano, H., L. Frederico y K. Adeli, "Fructose, Insulin Resistance and Metabolic Dyslipidemia", Nutrition and Metabolism, vol. 2, num. 1, 2005, pp. 5-19

74. Pollock, N.K., V. Bundy, W. Kanto et al., "Greater Fructose Consumption Is Associated with Cardiometabolic Risk Markers and Visceral Adiposity in adolescents", Journal of Nutrition, vol. 142, num. 2, 2012, pp. 251-253

75. Tappy, L. y K. A. Le "Metabolic Effects of Fructose and the Worldwide Increase in Obesity", Physiological Reviews, vol 90, 2010, pp 23-46.

76. Mozumdar A. y G. Liguori, "Persistent Increase of the Prevalence of Metabolic Syndrome Among U.S. Adults: Nhanes III to Nhanes 1999-2006", Diabetes Care, vol.43, num. 1, 2011, pp. 216-219

77. Ford, E. S., C. Li y G Zhao, "Prevalence and Correlates of Metabolic Syndrome Based on a Harmonious Definition Among Adults in the US", Journal of Diabetes, vol. 2, num. 3, 2010,pp. 180-193.

78. Danby, F. W., "Nutrition and Aging Skin: Sugar and Glycation", Clinical Dermatology, vol. 28, 2010, pp. 409-411.

79. Carter, P., L. J. Gray, J. Troughton et al., "Fruit and Vegetable Intake and Incidence of Type 2 Diabetes Mellitus: Systematic Review and Meta Analysis", British Medical Journal, vol. 341, 2010, pp. c4229.

80. Duffey, K. J., L. M. Steffen, L. Van Horn et al., "Dietary Patterns Matter: Diet Beverages and Cardiometabolic Risks in the Longitudinal Coronary Artery Risk

Development in Young Adults (CARDIA) Study", American Journal of Clinical Nutrition, vol. 95, num. 4, 2012, 909-915

81. Jansen J., P. I. Rustad. A. J. Kolnes et al., "The Role of Skeletal Muscle Glycogen Breakdown for Regulation of Insulin Sensitive by Exercise", Frontiers in Physiology, 2011, pp2
82. Van Dijk, J. W. R. J. Manders, K. Tummers et al., "Both Resistance and Endurance Type Exercise Reduce the Prevalence of Hyperglycemia in Individuals with Impaired Glucose Tolerance and in Insulin-Treated of Non-Insulin Treated Type 2 Diabetic Patients", Diabetologia vol.55, num. 5, 2012, pp. 1273-1282.
83. Neal D. Barnard, MD DR. Neal Barnard's Program for Reversing Diabetes (Macmillan 2007).
84 J. Brand -Miller et al., "Low Glycemic Index Diets in the Management of Diabetes," Diabetes Care 26 (2003): 2261-7
85. American Diabetes Association, "Standards of Medical care in Diabetes-2006," Diabetes care 29, suppl 1 (2006):S4-42
86. T. Kuzuya, "Prevalence of Diabetes Mellitus in Japan Compiled from Literature," Diabetes Research and Clinical Practice 24, suppl (1994): S15-21
87. H. P. Himsworth, "The Dietetic Factor Determining the Glucose Tolerance and Sensitivity to Insulin of Healthy Men," Clinical Science 2 (1935): 67-94.
88. UK Prospective Diabetes Study (UKPDS) Group, "Effect of Intensive Blood-Glucose Control with Metformin on Complications in Overweight Patients with Type 2 Diabetes (UKPDS 34), "Lancet 352 (1998):854-65.
89. A. V. Greco et al, "Insulin Resistance in Morbid Obesity: Reversal with Intramyocellular Fat Depletion," Diabetes 52 (2002): 144-51.
90. UK Prospective Diabetes Study (UKPDS) Group, "Effect of Intensive Blood-Glucose Control."

91. D.J. Jenkins et al., "Glycemic Index of foods: A Physiological Basis for Carbohydrate Exchange," American Journal of Clinical Nutrition 34 (1981): 362-6

92. American Diabetes Association, "Standard of Medical Care in Diabetes-2006, "Diabetes Care 29, suppl 1 (2006) S4-42

93. G.J. Ryan et al., "Chromium as Adjunctive Treatment for Type 2 Diabetes," American Pharmacy 37 (2003): 876-85

94. Robert H. Lustig, MD, MSL The Fat Chance Cookbook (Penguin Group 2013)

95. American Diabetes Association Standards of Medical Care in Diabetes 2015 Volume 38/supplement 1 January 2015

96. Artificial sweetener use is associated with increased risk of type 2 diabetes Ann Nutr Metab 2017, 70(1) 51-58.doi 10.1159/000458769.

97. A high glycemic diet is associated with cerebral amyloid burden in cognitively normal older adults. Taylor et al. Am J Clin. Nutr. 2017 Dec, 106 (6):1463-1470.

98. El Índice glucémico y carga glucémica Mr. Breakfast.com, "The Early Days of Breakfast Cereal," http://www.mrbreakfast.com/article.asp?articleid=13 (accessed sEptember 16, 2009).

99. Best Diet tips.com,"Glycemic Index of Foods" http://www.bestdiettips.com/content/view/219/53/(accessed September 16, 2009)

100. U.S. Department of Health and Human Services, Dietary Guideline for Americans 2005, 6th edition (Washington DC: U.S. Government Printing office, 2005.

101. Becky Hand, "The Hunt for Hidden Sugar: How much of the sweet stuff is hiding your foods? Babyfit.com, http://www.baby.fit.com/articles.asp?id=685 (accessed September 16 2009).

102. Kaye Foster-Powell, Susana Ma Hollt, and Janette C Brand Miller. International Tables of glycemic index and glycemic load values:2002 Am Journal Clin Nutr 2002, 76:5-56

103. Fiona's Atkinson, RD, Kaya Foster Powell RD, Jennie C. Brand Miller, PhD International tables of glycemic Index and glycemic load values 2008 Diabetes care, volume 31, November 12, December 2008.

104. Canadian Diabetes Association Guideline for the nutritional management of diabetes mellitus in the new millenium. A position statement by the Canadian Diabetes Association Can J. Diabetes Care 23:56-59, 2000

105. U.S. Department of Agriculture, Agricultural Research Service: USDA National Nutrient Database for Standard Reference (article online) 2007. Release 20. Available at http://www.ars.gov/ba/bhnre/ndl 2008

106. David Wolfe, A Comprehensive Approach to Healthy Hormones Detoxification, Super Immunity Reversing calcification and total Rejuvenation, Berkeley California 2013, pp 57/157-166

107. American Diabetes Association Initial Evaluation and Diabetes Management Planning Diabetes Care 2015, 38 (Suppl.1) 517-519.

108. Mccarthy M. US Guideline my drop cholesterol limits but keep link between dietary Saturated fats and trans fats and heart diseases. BMJ 2015 Feb 18, 350:h835

109. May Al, Kuklina Ev Yoon Pw. Prevalence of Cardiovascular disease risk factors among vs adolescents 1999-2008 Pediatrics 2012 Jun, 129 (^) 1035-1041

110. Mohindra P. Non Communicable diseases to cost 47 trillion by 2030, New Study released today World Economic Forum http://www.weforum.org/news/noncommunicable-diseases-cost47trillion2030 New study released today updated September 18, 2011

111. Singh GM, Micha R, Khatibzaddeh S, Lim S, Ezzati M Mozaffarian D, Global Burden of Diseases Nutrition and Chronic Diseases. Expert Group (Nutri code) Estimated global, regional and National disease burdens related to sugar sweetened beverage consumption 2010 Circulation 2015 Jun 29.

112. Volk BM; Kunces Lj, Freidenreich Dj. et al Effects of Step Wise increases in dietary carbohydrate on circulating saturated fatty acids and palmitoleic acid in adults with metabolic syndrome. PLoS One 2014 Nov 21, 9 (11): e 113605

113. Richelsen B, Sugar Sweetened beverages and cardio metabolic disease risk curr Opin Clin Nutr Metab Care 2013 Jul 16 (4): 478-84

114. Ameer F, Seandiuzzi L Hasnain S Kalbacher H, Zaid N. Dr novo lipogenesis in Health and disease. Metabolism 2014 Jul 63 (7) 895-902

115. Barclay Aw, Petocz P, Mc Millan-Price J et al glycemic index glycemic load and chronic disease risk a meta analysis of observational studies. Am J. Clin Nutr 2008 Mar, 87 (3) 627-37 Review.

116. Ramsden CE, Zamora D, Leilar Thaepin B, et al. Use of dietary linoleic acid for secondary prevention of coronary heart disease and death: evaluation of recovered data from the Sydney Diet Heart Study and updated meta analysis BMJ 2013 Feb 4, 346: e8707

117. Patterson E, Wall R, Fitzgerald GF, Ross RP, Stanton C. Health implications of high dietary Omega 6 Polyunsaturated fatty acids J Nutr Metab 2012, 2012 539426

118. Volk BM, Kunces LJ Freidenreich DJ et al Effects of step wise increases in dietary carbohydrate on circulating saturated fatty acids and palmitoleic acid in adults with metabolic syndrome. PLoS One 2014 Nov 21, 9 (11): e13605

119. Forsythe Ce, Phinney SD Feinman RD, et al Limited effect of dietary saturated fat on plasma.

120. Viguiliok E, Kendall CW Blanco Mejías et al. Effect of tree nuts on glycemic control in diabetes, a systematic review and meta analysis of randomized controlled dietary trials PLoS One 2014 Jul 30, 9 (7): e 103376

121. Estruch R, Ros E, salas Salvado J, et al PREDIMED Study Investigators Primary Prevention of Cardiovascular disease with a Mediterranean diet N. England Journal Med 2013 Apr 4, 368 (14) 1279-90

122. Accurso A, Bernstein RK Dahlquist A, et al Dietary carbohydrate restriction in type 2 diabetes Mellitus and metabolic syndrome for a critical appraisal Nutr. Metab (land) 2008 Apr 8, 5:9

122. Dr Mahshid Dehgan, Andrew Mente PhD, Xiaohe Zhang MSc, Sumathi Swaminathan Ph D et al, Associations of fats and carbohydrate intake with cardiovascular disease and mortality in 18 countries from five continents (PURE) a prospective cohort study. Volume 390 N, 2017 Nov. 4 P 2050-2062.

123. Gerstein HC et al Effects of Intensive glucose lowering in type 2 Diabetes" (ACCORD)The New England Journal of Medicine 2008 358 (24): 2545-59

124. Riboli E, Hunt Kj, Silverano N European prospective Investigation into Cancer and Nutrition (EPIC) study population and data collection. Public Health Nutr 2002 Dec. 5 (68) 113-24

124. Patel A, MacMahon S, Chalmers J, Neal B, Billot L, Woodward M, Marre M, Cooper M, Glasziou P, Grobbee D et al Intensive blood glucose control and vascular outcomes in patients with type 2 diabetes N Engl J Med. 2008 Jun 12;358(24):2560-72. doi: 10.1056/NEJMoa0802987. Epub 2008 Jun 6.

125. Quanhe Yang, Zefeng Zhang, Edward W. Gregg, W. Dana Flanders, Robert Merrit, Frank B. Hu. Added Sugar intake and Cardiovascular Diseases Mortality Among US Adults. JAMA Intern Med. 2014; 174(4): 516-524. doi:10.1001/jamainternmed. 2013.13563

126.George Robson Ibiapina, Roberto Luiz Pereira Matias, Marcos Valerio Goncalves, Tiago Martins Formiga, Nelson Pereira de Carvalho Filho, Charles Saraiva Gadelha Enfermedad de Alzheimer como una forma de diabete cérebro específica Facene/Famene-9(2)2011

127. Lutski M, Weinstein G, Goldbourt U, tanne D. Insulin resistance and future Cognitive Performance and Cognitive Decline in Elderly Patient with cardiovascular Disease. PUBMED J Alzheimers Dis. 2017; 57 (20: 633-643.doi:10.3233/JAD-161016

128. Avena, Nicole M., Pedro Rada, and Bartley G. Hoebel. "Evidence for Sugar Addiction: Behavioral and Neurochemical Effects of Intermittent, Excessive Sugar Intake." Neuroscience and biobehavioral reviews 32.1 (2008): 20-39. PMC. Web. 25 Nov. 2017.

129. Mark Hyman, MD The Blood Sugar Solution 10 Day Detox Diet

130. David Wolfe, Longevity Now, North Atlantic Book 2013, PP 125-132/157-166

Acerca de la Autora

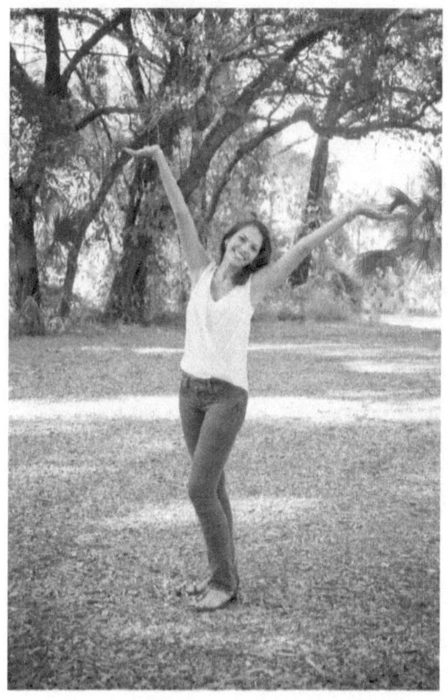

Edith M. Sosa, Crecí en un hogar como muchos creo yo, donde mi padre y madre trabajaban y la poca atención que me prestaban no era la necesaria y esto se sumaban a los problemas y peleas que puedan suceder en un matrimonio ya sea por factores económicos o por inseguridades, por ello mis emociones eran escasas y crecían en mí sentimientos de autocompasión; lo cual me llevó a refugiarme en el dulce durante muchos años, sin saber construí una adicción al dulce. Soy médica de profesión con veinte años ejerciendo, desde pequeña me interesé en el mundo de los hospitales y batas blancas. Con 12 años de edad asistí a mi primera cesárea, fue la experiencia más maravillosa, porque presencié mi primer milagro, el de la vida. Mi madre ejercía como enfermera y me llevaba a sus guardias, por ello un eterno agradecimiento a mi madre por darme la oportunidad de presenciar ese momento y desde ese día sentí un profundo amor y compasión que me abordó y me prometí a mí misma que sería médica algún día. Y así fue, gracias a mis padres que me apoyaron en costear mis estudios, donde los inicié en la Universidad San Martin de Porres de Lima Perú, sede donde me formé en el año 1997. Durante los primeros años en la facultad entendí lo que estaba sucediendo con mi cuerpo y comprendí que mi gusto por el dulce no era solo un gusto y sí que era un vicio como respuesta a una alteración química que yo misma había provocado, drásticamente decidí tomar una actitud de cambio después de me concientizar de mi enfermedad y fui exitosa con esa batalla; Sin embargo, la tristeza en mi interior continuaba, oculta porque trataba siempre de estar ocupada. Y así fue que mi espíritu aventurero me llevó a la zona norte del Perú, en ciudades pequeñas como las recordadas ciudades de Chepén y Pacanga, donde la gratitud de los que habitaban en estos pueblos era conmovedora, comunidades muy carentes que quedaban tan satisfechos por mi servicio y atención que querían darme lo que para ellos era todo, recibí gallinas, una mula, patos, claro no los aceptaba. Participé en brigadas de apoyo visitando varias comunidades en el Norte del País y lugares afectados por la corriente climática del Niño, ofreciendo atención gratuita junto con otros colegas. Direccioné toda mi atención a servir, era muy gratificante ver los rostros de las personas felices al salir de la consulta, llevando la medicina repartida sin costo en manos en muchos casos. Mi interés de perfeccionarme y adquirir más conocimientos me llevó a regresar a la capital, donde di continuidad a mis estudios en el Hospital Naval. Es aquí donde desistí de ginecología y me interesé por el Corazón. En el año 1999 decido viajar a Sao Paulo Brasil para iniciar mis estudios de postgrado en el centro más importante de cardiología de América Latina "Instituto do Coração do Hospital das Clínicas da Faculdade Medicina da Universidade de São Paulo" FMUSP, durante mi residencia en cardiología trabajaba como médica de la unidad de terapia intensiva de trasplante del hígado del Hospital das Clínicas y de la unidad de terapia intensiva de Anestesiología de la Universidad de Sao Paulo USP, donde trabajé ocho y seis años respectivamente, donde actuaba como médico asistente y participaba del programa de educación de estudiantes, internos y residentes de medicina, además de trabajar en otros hospitales de la periferia de Sao Paulo. En un punto de mi vida decido aceptar la propuesta de establecer mi familia en Miami. Llegué así a los Estados Unidos y mi primer trabajo fue en una clínica de prevención y medicina holística, es cuando surge la necesidad de abordar la medicina desde otro punto de vista, luego de haber testificado efectos colaterales de medicamentos, lidiar con la tristeza de familiares al ver a un ser querido enfermo, filas interminables de lista de espera para trasplante, comunicaciones de óbitos o de qué cirugías no dieron resultado, angustia del paciente, etc. abordar este mundo más natural de suplementos, hierbas y lidiar con personas saludables que buscan mejorar su estado físico y mental, además de prevenir y tratar enfermedades teniendo seguridad que no hay interacciones, complicaciones o reacciones adversas, resultó más satisfactorio. Así decidí ampliar mis conocimientos y aprender sobre nutrición integrativa y medicina holística, estamos cumpliendo los nueve años en este universo de conocimiento donde cumplimos el aporte más importante que Hipócrates pudo dejar para la humanidad, padre de la medicina al final de cuentas: "Deja que la comida sea tu medicina y que la medicina sea tu comida". El tiempo pasó y continuamos en esta labor de educación y de promover salud.

En 2014 específicamente el 4 de Octubre mi vida se transformó, comprendí que no solo se trata de tener un cuerpo sano si no también un alma sana, así fue que conocí a JESÚS, y con Él experimenté lo sobrenatural de Dios. Hasta hoy estoy espantada como los fragmentos de mi vida finalmente se encajaron, no hay más dolor, no soy más víctima y aunque mis demonios del pasado me persigan todavía, yo sé que EL continúa trabajando en mi todos los días a través de su Santo Espíritu y así será hasta el fin de mis días aquí en la tierra. Estoy convencida ahora de otro principio de Hipócrates también: "Existen fuerzas naturales dentro de nosotros que son la cura verdadera de enfermedades", yo podría decir "Existen fuerzas sobrenaturales dentro de nosotros que son la cura de enfermedades" somos seres sobrenaturales y estamos aquí para vivir lo sobrenatural que Él tiene para nosotros, no existe más muerte ni enfermedad, porque ÉL se llevó nuestras enfermedades en la cruz.

Mi misión es conducirte por este camino de sanidad física y mental a través de la comida y guiarte por un camino de felicidad plena con nuevas selecciones acerca de tu estilo de vida y tomar de vuelta tu salud en tus manos.

Edith M. Sosa fundadora de Bio Nutrition Clinic, con servicios de consultoría individual y corporativa es una entidad destinada a ayudar a todos aquellos que anhelan tener salud y bienestar. Con más de ocho años de experiencia como consultor de salud, la Doctora Edith asumió la misión de empoderar otros con su pasión a través de programas educativos, ella imparte su conocimiento ayudando a producir cambios importantes en la salud de sus pacientes y de comunidades a través de eventos que ella desenvuelve. Ella también incursionó en la cocina no como un chef certificado, pero si como alguien que se preocupa en utilizar la comida como medicina y a través de los colores y sabores y más importante aún de las propiedades químicas de estos, creo un programa de desintoxicación focalizado en una alimentación basada en plantas y nutrientes densos de alta calidad energética y vitalidad. La Doctora Edith es una coach calificada y registrada, formada en el Instituto de Nutrición Integrativa en los Estados Unidos y de la Universidad Estatal de Nueva York (SUNY por sus siglas en inglés). Entrepreneur apasionada por su trabajo, pacientes y familia; decidió contribuir con su conocimiento para resolver esta problemática que enfrenta la sociedad con relación a estas enfermedades avasalladoras como la obesidad y la diabetes que ven afectando a millares de personas adultos y niños en la actualidad. Así surge "La Amarga Verdad del Dulce Sabor" es mi primera obra literaria, pero estoy convencida que será una de las herramientas que te ayudará en esta jornada de conseguir alcanzar la sanidad que todos anhelamos".

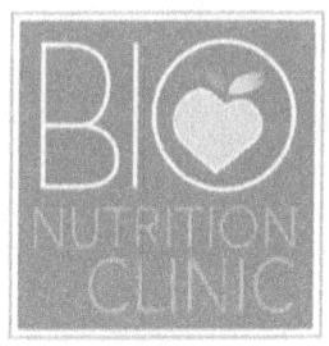

Website: www.dredithsosa.com
Facebook: www.facebook.com/BioNutritionclinic
Instagram: www.instagram.com/Bionutritionclinic1
Twitter: www.twitter.com/dr.edithsosa@bionutritionclinic
Email: dredith@bionutritionclinic.net

www.ingramcontent.com/pod-product-compliance
Lightning Source LLC
Chambersburg PA
CBHW030422290526
45786CB00001B/90

* 9 7 8 1 5 0 6 5 2 3 7 4 3 *